W0300911

YOGA UND GEFÜHLE

Mit allen Sinnen leben

Anjali und R. Sriram

YOGA *und Gefühle*

Mit allen Sinnen leben

THESEUS VERLAG

Theseus im Internet: www.Theseus-Verlag.de
Wir senden Ihnen gern unseren Gesamtprospekt zu.

Bibliografische Information Der Deutschen Bibliothek
Die Deutsche Bibliothek verzeichnet diese Publikation in der Deutschen Nationalbibliografie;
detaillierte bibliografische Daten sind im Internet über
http://dnb.ddb.de abrufbar.

ISBN 3-89620-224-3

Originalausgabe

Lektorat: Vera Baschlakow

Copyright © 2004 Theseus Verlag, Berlin
Die Theseus Verlag GmbH ist ein Unternehmen der Verlagsgruppe Dornier.

Die Verwertung der Texte und Bilder, auch auszugsweise, ist ohne Zustimmung des Verlages urheberrechtswidrig und strafbar. Dies gilt auch für Vervielfältigungen, Übersetzungen, Mikroverfilmungen und für die Verarbeitung mit elektronischen Systemen.

Umschlaggestaltung: Morian & Bayer-Eynck, Coesfeld, www.mbedesign.de
unter Verwendung eines Fotos © Hildegard Morian
Illustrationen: R. Sriram; Aquarell Untermalungen: Milena Grunert
Fotos: S. 30, Ilango Sriram; S. 49, C. P. Satyajit; S. 55, Malcolm Maitland;
S. 71, Sabine Haymann; S. 127 Otto Ohnmacht
Gestaltung und Satz: Ingeburg Zoschke, Berlin
Druck: Westermann Druck, Zwickau
Printed in Germany

Inhalt

Vorwort

Wir begannen die Arbeit an diesem Buch im August 2002 mit einer Umfrage bei den unterschiedlichsten Menschen – Traditionsverhafteten und Freidenkern, in Indien und in Deutschland. Auf die Frage: »Sind Gefühle bei der Entwicklung zur Spiritualität hinderlich oder förderlich?«, bekamen wir so leidenschaftliche Antworten, dass wir erkannten, es ist ein Thema, welches alle sehr bewegt. Manche antworteten: »Ja, sie sind ein Hindernis, sie stören, aber da die allumfassende Wahrheit eine Kraft ist, der sich niemand entziehen kann, sind Gefühle auch schon mit eingebunden!« Es wäre demnach notwendig, sich erst einmal aus dem eigenen Gefühlschaos zu befreien, um überhaupt an eine spirituelle Entwicklung zu denken. Die meisten jedoch antworteten, dass Gefühle auf alle Fälle eine große Hilfe seien, denn ohne liebende Hingabe, ohne mitfühlende Liebe, ohne das gefühlsmäßige Angezogensein von Idealen seien tiefe Erkenntnisse nicht möglich.

Vor allem war es die Liebe, die in fast allen Antworten eine Rolle spielte, angefangen von ihrer triebhaften, erotischen Komponente bis hin zu ihrer mitleidenden und geistigen Verbundenheit mit allen Wesen der Welt. Aber schließt das eine das andere nicht aus? Führt Begierde nicht ab vom Weg der Hingabe?

Die Liebe bietet uns täglich Anregung zum Nachsinnen. Hinterfragt wurde auch die Rolle der Wut, ob sie nicht hinderlich sei und überwunden werden müsse, um zur Gewaltlosigkeit zu gelangen. Darüber hinaus ist die Angst ein zentrales Gefühl, das uns immer wieder packt und lähmt. Ihre Auswirkungen bremsen jede Entwicklung, wenn wir uns nicht mit ihr auseinander setzen.

In der indischen Kunst werden die Sinne kultiviert und die Gefühle derart gesteigert, dass sie die Grenzen des individuellen Erlebens sprengen können. Liebe, Wut,

Mut, Ekel, Heiterkeit, Mitempfinden, Angst und Staunen werden als überpersönliche Kräfte angesehen. Wie wir mit allen Sinnen leben und gleichzeitig zur Freiheit gelangen können, beschreibt *Natya Shastra*, eine Lehrschrift über Tanz, die in der Himalaja-Region eine wichtige Geheimlehrschrift des Tantra-Yoga ist. Ihr Autor, Bharata, macht darin die menschlichen Gefühle zum Thema seiner Untersuchungen und beschreibt, wie durch die *Bhavas* (Gefühlszustände), auf die wir in diesem Buch noch ausführlich zu sprechen kommen, und die Einordnung des Körpers in die Kräfte des Universums beim Tanzen die Einheit mit der All-Seele so schnell wie auf keinem anderen Weg zu finden sei.

Die Lehrschrift *Yoga Sutra*, verfasst von Patanjali, offenbart in ihrer einmaligen kondensierten Klarheit vollkommene Einsichten in das Fühlen und Denken. Sie beschreibt den Weg durch die *Bhavanas* (meditative Gefühlszustände) zur inneren Freiheit.

Unseres Wissens haben wir den erstmaligen Versuch gewagt, die beiden Philosophien, *Natya Shastra* und *Yoga Sutra*, die aus derselben Wurzel stammen und dasselbe Ziel haben, im Thema dieses Buches zu verbinden: Tanz und Yoga wurden von Shiva, dem kosmischen Tänzer und dem vollkommenen Yogi, empfangen und erprobt, um den Menschen zu helfen, die Einheit zu erfahren. Unser Buch beinhaltet eine freie Interpretation der Aussagen des Yoga Sutra. Mehr als die Hälfte der 195 Sätze dieser Schrift sind zur Unterstützung der Textaussagen zitiert. Wir hoffen, dem unfangreichen Thema unseres Buches gerecht zu werden, und bitten um Nachsicht, wenn wir nicht jeden Aspekt ausführlich behandeln können.

Die wahren indischen Yogis sind Künstler: Shiva, der Urasket, war Tänzer und der Mahayogi Krishna Flötenspieler, der die Welt mit seiner Musik verzauberte. Patanjali, der Schöpfer des Yoga, war ein großer Sprachkünstler, der durch sein Grammatikwerk die Sanskritsprache nachhaltig beeinflusste. Sri T. Krishnamacharya, der Meister unserer Yogatradition, hinterließ eine Vielzahl von Gedichten. Dies soll aber nicht bedeuten, dass sich alle ernsthaft an Yoga Interessierten den Künsten widmen müssten. Der Zusammenhang zwischen Yoga und Kunst zeigt lediglich, dass Gefühle und ein sensibles Umgehen mit den Dingen im Leben ein essenzieller Bestandteil des Yogaweges sind. Heute herrscht leider ein anderes Bild von Yoga vor, das die Abwesenheit von Gefühlen mit innerer Ruhe und Gelassenheit gleichsetzt. Für Yogaübende ist es deshalb wichtig, dieses Trugbild abzustreifen und in Kontakt mit den eigenen Gefühlen zu treten.

Jede indische Wissenschaft ist ein *Tantra.* Verstehen wir zum Beispiel Yoga in seiner Gesamtheit, offenbaren sich uns auch die anderen indischen Wissenschaften und Künste – seien es Tanz, Ayurveda, Grammatik, Mathematik, Bildhauerei oder Architektur. Gefühle spiegeln sich bei der Betrachtung von Blumen wieder, die Blumen sind in die Landschaft eingebettet, die Landschaften liegen im Wasser, im Wasser spiegelt sich der Mond, der das Symbol für den allumfassenden Geist ist. Alles berührt einander und hängt zusammen. Eines ist in allem und alles in dem Einen.

Als der Schöpfer die Welt und das Universum gestaltete, genoss er sein Tun. Alles entstand durch den Genuss. Über jeden Schritt unserer Entwicklung, jeden Moment unseres Lebens gilt es deshalb zu reflektieren – und dies mit Genuss. Dabei geht es nicht um richtige oder falsche Schritte, gute oder schlechte Gefühle, denn jede Bewegung und Empfindung macht Sinn und ist Teil des großen kosmischen Geschehens. Die gefühlvolle liebende Anteilnahme an dem ewigen Geschehen um Entstehen und Vergehen ist das grundlegende Thema sowohl des introvertiert Meditierenden als auch des extrovertiert Tanzenden. Hinter allem Fühlen und Denken verbergen sich die Zustände, die in Yoga und Tanz als *Ananda* (Glückseligkeit) und *Shanta* (Frieden) bezeichnet werden – diese Zustände sind das Ziel, von dem wir in diesem Buch wiederholt sprechen. Wobei wir, die Autoren, uns als Fragende und Lernende begreifen. Wir möchten mit diesem Buch Anregung zur weiteren Diskussion über die Gefühle und ihre Bedeutung bei der spirituellen Entwicklung geben.

Wir danken unserem Yogameister Sri T. K. V. Desikachar für die Zuversicht, die er in unsere Arbeit legt und die er in allen seinen Schülern zu erwecken weiß. Als liebevoller Familienmensch ist er ein lebendiges Beispiel dafür, dass Fühlen ein wichtiger Beitrag zur Persönlichkeitsveränderung im Sinne des Yoga ist. Wir verehren an dieser Stelle die großen Gurus der Tanztradition, von denen wir nachhaltig beeinflusst werden. Wir danken unserem Schüler Thomas Lösche für seine interessierten Fragen zu den Gefühlen und sein begeistertes Mitdenken beim Entstehen der Texte, und wir danken unserem Schüler Sven Görler für seine ehrliche Kritik und seine Genauigkeit, mit der er unsere Sätze hinterfragte. Unser Dank gilt Vera Baschlakow, die half, das Manuskript in eine flüssige und bündige Form zu bringen.

Erstes Kapitel

Von der Dualität – Vereinigung und Trennung

»Der freie Mensch handelt, ohne die Dinge schwarz oder weiß zu sehen.«
Yoga Sutra IV. 7

Die positiven wie auch die negativen Kräfte sind in allen Dingen auf dieser Welt gleichermaßen zu finden, und ihr Wechselspiel bewirkt die Existenz des Lebens. Der Hinduismus nennt den Geist *Purusha*, das Göttliche, symbolisiert durch Shiva, und die Materie *Prakriti*, das Irdische, symbolisiert durch Shakti. Shiva ist der Himmel, Shakti die Erde, Shiva ist der Mann, Shakti die Frau. Sie schaffen durch ihre gleich starke Existenz die Balance im Universum und schließen durch ihre gegenseitige Anziehung den Kreis der Schöpfung. Der Geist ist also männlich, positiv und göttlich, die Materie ist weiblich, negativ und göttlich. Positiv mit gut und negativ mit schlecht gleichzusetzen würde bedeuten, die Krafte mit moralisierendem Blick zu betrachten und dadurch dem Gleichgewicht zu schaden. Was wir als das Böse ansehen und fürchten, existiert im Kreislauf der kosmischen Ordnung nicht, denn alles in der Schöpfung ist erfüllt vom Göttlichen. Das so genannte Böse ist eine substanzlose Erscheinung, die nur leben kann, wenn sie einen Wirt findet, in dem sie sich wie ein Parasit entwickelt. So schleicht sie sich in den Kreislauf der Schöpfung ein und versucht, sich dem Negativen wie auch dem Positiven anzuhaften.

Leid ist eine negative Kraft, aber es ist keine schlechte Kraft. Freude ist eine positive Kraft, aber deshalb keine gute, also ethisch höher stehende Kraft. In allen Gefühlen ist die negative wie die positive Kraft enthalten. So kann es möglich sein, dass man im Zustand der Liebe am Anfang so viel Schmerz erfährt wie Glück. Wer den Schmerz aber ausklammern will, kann das Glück der Liebe nicht wirklich erleben. Denn Liebe besteht zunächst aus Vereinigung und Trennung, aus dem Zustand »vor der Vereinigung« und dem Zustand »nach der Vereinigung«. Diesen Kreislauf nennt man *Bhoga*, die Sinnlichkeit, und die meisten Menschen sind darin völlig unbewusst gefangen. Den Kreislauf als solchen wahrzunehmen und zu erkennen bedeutet, ihn verlassen zu haben. Dann wird aus der Dualität von Trennung und Vereinigung, aus Freude und Schmerz ein zusammenhängendes Phänomen, und alle Dinge werden in einem Rund sichtbar. Die Erfahrung »Alle Dinge sind eins« entsteht.

Leid ist die Umkehrung der Freude. Sind wir jedoch im Kreislauf eingeschlossen, ohne ihn als solchen wahrzunehmen, existieren die Dinge für uns immer nur als zusammenhanglose Gegensätze. Stehen wir außerhalb des Kreises als Betrachtende, können wir ihre gemeinsame Wurzel erkennen – alles ist zwar gespalten in weiblich-negativ und männlich-positiv; doch sind beide ein einziges göttliches Paar – *Shivashakti*. Den Kreislauf betrachten zu können und sich dabei gleichzeitig in ihn eingebunden zu sehen wird als Yoga bezeichnet. Bhoga hingegen, Sinnlichkeit, bedeutet, dass wir im Kreislauf eingeschlossen sind. Yoga betrachtet gleichmütig diese Sinnlichkeit, die von der Anziehung des Positiven und Negativen lebt.

Jedes Lebewesen hat Instinkte und Grundbedürfnisse – Hunger und Durst, Sexualität, Neugier, einen Überlebenstrieb und den Wunsch, zu kommunizieren. Gefühle und Instinkte bestehen zwar unabhängig voneinander, befinden sich aber in einem Wechselspiel miteinander. Sind wir verärgert, kann es passieren, dass wir das Essen gierig hinunterschlingen, ohne die Gier zu bemerken. Sind wir voller Mitempfinden für alle Lebewesen, kann das zu einem bewussten Umgang mit den Speisen führen. Auch die Instinkte können das Fühlen und Denken beeinflussen. Leiden wir an Hunger, können wir leicht verärgert werden oder auch größeres Mitempfinden für die Lebewesen entwickeln.

Obwohl ursprünglich eine Einheit, haben wir Denken und Fühlen in unserem durch die Naturwissenschaften geprägten Zeitalter weitgehend getrennt. Wir gehen so weit, dass wir das Ergründen mechanischer komplexer Vorgänge allein als »Denken« bezeichnen, während wir einen Zustand romantischer Schwelgerei oder Irrationalität »Fühlen« nennen. Um so stärker wird in uns der Wunsch wach, Denken und Fühlen wieder als Einheit zu erleben. Wir Menschen wenden uns dann der Meditation in der Hoffnung zu, dass sie die Kluft zwischen Denken und

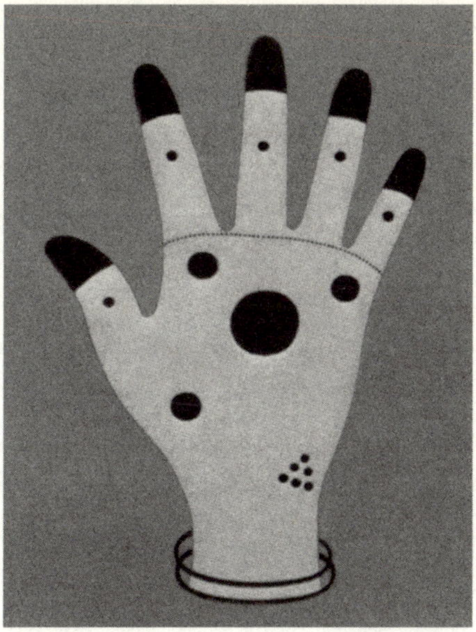

Fünf Finger repräsentieren die fünf Sinne

Fühlen überwindet. Meditation aber ist ein Weg, der voraussetzt, dass Fühlen und Denken schon eins sind. Dann erst kann die Versenkung in ein Thema als *Dhyanam* – Meditation – beginnen. Erst dann können wir zu Betrachtern des Kreislaufs der Sinnlichkeit werden.

Hier kann die Liebe helfen. Wenn wir einem Menschen sagen, »Ich liebe dich«, sind Fühlen und Denken eins. Auf Grund der Hingabe an ein Objekt fühlen und denken wir in eine Richtung. Gibt es jedoch eine Störung, und wir können uns an das Objekt der Liebe nicht anbinden, fallen wir sofort in die Dualität von Denken und Fühlen zurück. Wir denken über unsere Gefühle nach, bewerten sie gar als nützlich oder nicht nützlich, oder wir empfinden unsere Gedanken als schwermütig und belastend. Schlimmstenfalls fangen wir an, beide gegeneinander auszuspielen. Wir manipulieren mit unseren Gedanken das Fühlen wie auch umgekehrt. Am Ende dieser Wahrnehmung, die aus unserem gespaltenen Bewusstsein entstanden ist, wollen wir entweder das Sinnliche überwinden oder gar zerstören – oder aber wir wollen das Geistige als intellektuelle Kraft zum Schweigen bringen, damit wir die Sinnlichkeit ausleben können. Die Erfahrung von Einheit rückt in weite Ferne, wodurch wir auch das Ziel des Yoga aus unserem Blick verlieren.

»Besteht keine Einheit, wird die Wahrnehmung durch die Gefühle und die Gedanken beeinflusst.« Yoga Sutra I. 4

Wenn Fühlen und Denken getrennt sind, wird auch die Wirklichkeit getrennt wahrgenommen oder durch die Trennung von Fühlen und Denken ständig bewertet. Wir teilen unsere Empfindungen in angenehm oder unangenehm und vergessen dabei, dass sie in einem Zusammenhang stehen. Dadurch erhalten wir auf die existentielle Frage, ob das, was wir wahrnehmen, die Wirklichkeit ist, eine widersprüchliche Antwort: Der ausgebildete Verstand sagt ja, diese Wirklichkeit ist die Wahrheit, das instinktive Gefühl jedoch empfindet anders. Das Herz spürt eine grenzenlose Weite hinter den vergänglichen Dingen, während der Verstand sich eine klar definierbare und abgegrenzte Welt vorstellt. Die Lehrschriften Indiens räumen deshalb den Emotionen eine zentrale Rolle ein und bezeichnen acht wesentliche Gefühle als Inkarnationen der Charaktereigenschaften verschiedener Götter. Fühlen erhebt sich damit zu einer Dimension, die unpersönlich und unvergänglich im Weltall ist und sich in den menschlichen Wesen vorübergehend ansiedelt. Das Denken fügt sich in diesen Prozess gleichsam wie Uferbänke an einen Wasserstrom, indem es das Fühlen bei der Wahrnehmung als untergeordnete, abwägende Instanz unterstützt.

»Einheit entsteht, wenn alles Fühlen und Denken zueinander findet.«
Yoga Sutra I. 2

Das Denken verbindet sich mit einem Individuum auf die Weise, dass es von dessen Veranlagung und Prägung deutlich beeinflusst wird und eigenständig funktionieren möchte. Verselbstständigt es sich, so gewinnt es an Macht und will über das Fühlen herrschen. Hier liegt die Gefahr, in die Dualität, die Denken und Fühlen spaltet, zu fallen. Doch wenn wir aufmerksam sind, kann die Dualität als Wechselspiel zwischen dem Denken als passiver Reflexion und dem Fühlen als aktivem Antreiber wahrgenommen werden. Das Fühlen kann so zum Motor für das Denken werden, denn letztlich ist alles Denken nicht die gefühlte und gelebte Erfahrung und wird selbst nur gefühlt.

»Einheit lässt sich nicht erdenken oder erfühlen, sondern nur übend erfahren.«

Yoga Sutra I. 1

Es gibt aber ein starkes Gefühl, das die Dualität auflösen kann – die Liebe. Erst wenn wir die Liebe jenseits von Freude und Schmerz, nicht als schwarz oder weiß, weder als von einem Menschen abhängende, noch als von einem Menschen unabhängige Kraft erfassen, werden wir sie in ihrem allumfassenden göttlichen Kern wahrnehmen. Das konstante Streben, das dieser Liebe innewohnt, führt uns zur Erkenntnis. Deshalb kann die Liebe ein Thema für die Meditation sein. Sie ist die Königin aller Gefühle.

Eine Geschichte zum Reflektieren

Ein armer Mann hatte einst eine schlechte Tat begangen. Er beschloss, mit einer Bettelschale und einem Stab zur Mutter Ganga zu pilgern und sich an ihren Ufern reinzuwaschen. Nach tagelangen Wanderungen kam er an einen kleinen Fluss und rief freudig: »O Mutter Ganga, ich bin zu dir gekommen, um mich von meinen Sünden reinzuwaschen!« Jeden Tag badete er mit Inbrunst und büßte seine Schuld mit Gebeten. Eines Tages kam ein berühmter Asket vorbei, der den Mann eine Weile beobachtete und ihn dann auslachte: »Was redest du dieses Rinnsal mit Mutter Ganga an, verschwende deine Zeit nicht an einem nutzlosen Fluss, geh doch zur Ganga, sie ist weit von hier!« O, dachte der einfältige Mann, dies ist nicht die Ganga, und nahm den Stab und die Bettelschale und machte sich erneut auf die Wanderschaft. Er kam zu einem mächtigen Fluss. »O Mutter Ganga, wie schön du bist«, rief er. Wieder begann er täglich zu baden und sich zu reinigen. Erneut kam ein mächtiger Asket vorbei, sah ihn und rief ihm zu: »Was verschwendest du deine Zeit hier, wenn es doch die Ganga gibt, die weit von hier fließt!« Wieder machte er sich auf die Wanderschaft. So besuchte er zahllose Flüsse. Weil sie immer größer wurden, dachte er jedes Mal, er habe die Ganga nun erreicht, und fühlte sich glücklich. Bis schließlich ein Asket kam und ihm die Täuschung nahm. Alt und sterbenskrank geworden, kroch er auf einen Hügel und erblickte vor sich die Mutter Ganga. Sein Herz brach und er starb, ohne je die Ganga erreicht und in ihr gebadet zu haben.

In der Unterwelt angekommen, fragte Yama, der Todesgott: »Was liegt gegen ihn vor?« »Er hat eine Sünde begangen, sie aber in der Ganga gesühnt«, sprach Chitragupta, der Buchhalter von Yama. »Herr, ihr irrt«, rief der einfältige Mann, »ich habe die Ganga nie erreicht!«

Da lächelte Yama und sprach: »Wenn ein Mensch aufrichtig fühlt und denkt und sein Streben in eine Richtung geht, ist es nicht wichtig, ob er das, nach dem er strebt, auch erreicht. Das Streben ist genug, um ihn von allen Sünden zu befreien. Seine Liebe zur Ganga und sein ehrliches Vertrauen in ihre Kraft machen alles andere unwichtig.«

Zweites Kapitel

Drei Ziele vor Augen haben – Emotionale, materielle und berufliche Erfüllung durch Taten

»Der zeitlose göttliche Kern in uns ist Quelle und Ziel aller Taten und Weisheiten.« Yoga Sutra I. 26

Kama, emotionale Erfüllung, *Artha*, materielle Zufriedenheit, und *Dharma*, berufliche Bestätigung, sind drei Ziele, die alle Menschen, bewusst oder unbewusst, in ihrem Leben erlangen wollen. Diese drei Ziele können nur erreicht werden, wenn sie in Verbindung mit der Befreiung, *Moksha*, angestrebt werden.

Was gibt uns emotionale Erfüllung?

»Kama ist der innere Drang in jedem Wesen, der fast alle Gefühle entstehen lässt.« Natya Shastra 14. 94–98

Kama ist der Liebestrieb oder die erotische Liebe. Als reine Wollust will er die Dualität überwinden. Kama begehrt nicht nur das Objekt der Anziehung, sondern hat als Ziel die Verschmelzung. Er richtet sich nicht allein auf das pure Vergnügen, sondern sucht die Auflösung des »Ich«, Moksha. Das Begehren ist nur der Weg dorthin. Kama sucht sein Ziel, Moksha oder Befreiung; auf sie läuft alles hinaus: Moksha liegt in der Zusammenkunft der Gegensätze. Nicht in der Freude oder dem Schmerz, nicht im Kreislauf des Vereinigens und Trennens, sondern in der ewigen Verbundenheit beider innerhalb des Kreislaufs sucht Kama die Befreiung. Sich völlig hingeben an ein Objekt der Liebe verbindet Kama mit Moksha, wobei die Befreiung vom Verlangen durch das liebende Einsgefühl wesentlich ist. Denn das persönliche, kleine Selbst löst sich in der Hingabe und in der überindividuellen, immer bestehenden Liebeskraft auf. Kama ist dann erfüllt, wenn während der lustvollen Vereinigung mit dem Objekt der Liebe auch die schmerzvolle Trennung spürbar und während der sehnsuchtsvollen Trennung von einem Objekt des Begehrens schon die glückselige Vereinigung mit ihm fühlbar wird.

Diese Wahrnehmung der Dualität in unserem Leben und ihre gleichzeitige Auflösung in eine übergeordnete kosmische Liebesenergie ist die emotionale Erfülltheit in tiefer Meditation. In diesem Bewusstsein kann sich jede körperlich lustvolle Liebesvereinigung gleichzeitig auch in eine Erfahrung beseelter Einheit verwandeln.

Wenn wir Kama, den Liebestrieb, in uns zur Erfülltheit bringen, bedeutet das nicht, dass wir der Lust frönen und uns in ihr verlieren und verausgaben. Es bedeutet vielmehr, dass wir Kama mit Moksha verbinden, wodurch wir die Liebe in uns befreien. Es ist der ganz natürliche Wunsch eines jeden Menschen, zu lieben und geliebt zu werden. Es beinhaltet die Erfahrung, dass Liebe Freude und Schmerz zugleich ist und doch beide letztlich in der Erkenntnis der Zusammenhänge verbindet. Dann wird die äußere Welt des »Du« und die innere Welt des »Ich« nicht mehr getrennt wahrgenommen. »Wir alle« lieben und fühlen auf die gleiche Weise, wenn wir lieben. Ist die Liebe befreit und nicht egoistischen Wünschen verhaftet und festgehalten zum Nutzen von diesem und zur Befriedigung von jenem, kann sie ihre Großzügigkeit entfalten: Die Einheit der Dinge wird in ihrem Ursprung sichtbar, und wir gelangen zum göttlichen Kern in uns.

»Wer sich selbst erkennt, wird die Dinge auf eine Art und Weise verstehen, die nichts mit deren äußeren Erscheinungen zu tun hat.« Yoga Sutra I. 49

Wie gelangen wir zur materiellen Zufriedenheit?

Artha, unsere Beziehung zur Welt der Dinge, findet Befriedigung in der Ehrfurcht vor der Materie. Sie zeigt sich im Respekt vor den Dingen, die uns umgeben, und ist unsere Beziehung zur Erde als Verbindung mit dem Mutterboden. Alle materiellen Dinge sind in ihrer Essenz eine Offenbarung von Prakriti, der göttlichen Shakti, und wir müssen an dieser Stelle unser Besitzdenken völlig in Frage stellen.

Können wir Prakriti, die Erde, zum Beispiel in Form eines Stück Lands wirklich besitzen? In Wirklichkeit ist das niemals möglich, aber wir können uns mit ihm verbinden und es verwalten, es hegen und liebevoll pflegen und Verantwortung dafür tragen. Diese Beziehung zu Artha ist den Naturvölkern vertraut. So sprachen die Indianer von den heiligen Jagdgründen als dem ihnen zustehenden Lebensplatz und den ewigen Jagdgründen als ihrem Himmel, in den die Seelen nach dem Tod eingehen. Jeder Edelstein ist ein geheiligtes Objekt für eine indische Tänzerin, denn er repräsentiert eine Gottheit. Der Rubin versinnbildlicht Shakti, deren Kraft sich auf den Körper auswirkt. So wird deutlich, dass alles Materielle ein mit Wert versehenes Heiligtum ist. Wird Artha zur unbeseelten Ware degradiert, der man einen Wert gibt – sei es als Geld- oder Tauschwert –, wird sie, die Erde, um ihren göttlichen Ursprung gebracht. Sie gehört niemals uns, und dennoch tragen wir Verantwortung für sie. In unserer Zeit ist es üblich, Materie und Geist genauso auseinander zu spalten wie Fühlen und Denken. In unserer Konsumgesellschaft wird Artha völlig versklavt und als das »rein Materielle« – im Gegensatz zu dem »rein Geistigen« – völlig gering geschätzt.

> *»Wer sich konsequent der reinen Anhäufung von Besitz jeglicher Art widersetzt, bleibt sich selbst treu.«* Yoga Sutra II. 39

Als Mensch Artha zur Erfüllung zu bringen bedeutet keinesfalls, Reichtümer anzuhäufen und sie als höchsten Wert zu achten. Es bedeutet vielmehr, unserem natürlichen Wunsch zu folgen und uns ein behagliches Zuhause zu schaffen, ohne in Abhängigkeit davon zu geraten. Hier hilft uns die Erkenntnis, dass jedes materielle Objekt sein »Eigenleben« hat. Es hat genauso wie der Mensch Geist und eine eigene Bestimmung, sein Dharma, über das wir nicht verfügen können. Es bedeutet, dass wir Dinge, die uns anvertraut wurden, die wir ererbt, erarbeit oder errungen haben, als gleichwertige Partner zu sehen und auch vor Feinden, dem Verfall oder Vandalismus zu schützen haben. Feinde des Artha sind beispielsweise Umweltzerstörung oder unsere Konsumgesellschaft, die die Herstellung eines Dings nur mit der Idee des schnellen Profits verbindet. Wenn wir nicht gleichgültig gegenüber der Materie sind und sie in ihrer Eigenart neben uns erhalten, indem wir ihr in gewisser Weise dienen, führen wir Artha zu Moksha.

»Wer die Dinge auf dieser Welt versteht, nicht nur bezüglich ihres Inhalts und ihrer Form, sondern die Urquelle erkennt und dazu den ursprünglichen Sinn dieser Dinge begreift, kann die Materie durchschauen.« Yoga Sutra III. 44

Wie bekommen wir Bestätigung durch unsere Taten?

Dharma, die Pflichtverbundenheit, ist das in uns verankerte Wissen um Gerechtigkeit und Verantwortung. Es bezeichnet auch das Bewusstsein für die eigene Aufgabe und Verantwortung, die von der jeweiligen Lebenssituation und Lebensphase abhängig sein können. Nur wer das eigene Dharma respektiert, befreit sich von Konflikten. Wir erkennen eine unseren Neigungen entsprechende Aufgabe an. Bei der Verwirklichung dieser Aufgabe halten wir ihr die absolute Treue. Wir bleiben dem gewählten Weg verpflichtet, bis das Ziel erreicht ist. Dann lassen wir los und können neue Aufgaben finden. Ob Tänzer, Gelehrter, Vagabund oder Priester, ob Mutter, Bankier oder Künstler, allen Berufen wohnt die Berufung inne. Wenn im Idealfall der Beruf mit der Berufung identisch ist, kommt Dharma zu Moksha. Dies ist bei vielen Menschen leider nicht der Fall. Dann gilt es, eine Aufgabe oder eine Handlung im Leben zu finden, um sich mit ihr verpflichtend zu verbinden. Es gibt immer eine Tat, die wir ausführen und hinter der wir unser Selbst vergessen können – wenn wir beispielsweise die Fürsorge und Pflege eines Bedürftigen übernehmen, uns um einen Garten kümmern oder uns ganz hinter die Aufgabe der Familie, des Staates oder der Gesellschaft stellen. Dharma zu Moksha zu führen heißt, hinter der Aufgabe zurückzustehen und die Rolle des eigenen Selbst dabei nicht überzubewerten. Jede Aufgabe verlangt von uns, dass wir bereit sind, für ihre Erfüllung etwas aufzugeben, was uns angenehm ist, und dass wir keine Anstrengung scheuen.

Dharma zur Erfüllung zu bringen bedeutet keineswegs, die Dinge zu beurteilen und zu bewerten. Es bedeutet vielmehr, die verschiedenen Aufgaben, die uns das Leben auferlegt, anzunehmen. Gerade beim bedingungslosen Tun, das vom Streben nach Erfolg und Anerkennung losgelöst ist, erfüllt sich das Dharma von selbst. Wir erkennen durch die selbstvergessene Handlung unsere tiefsten Neigungen und Veranlagungen und erlangen Selbsterkenntnis. Es kann zudem bedeuten, dass wir manchmal eine Aufgabe annehmen müssen, auch wenn wir ihren Sinn nicht erkennen oder sie unseren Neigungen nicht zu entsprechen scheint, denn sie kann uns durch unsere Lebensumstände gegeben werden.

»Das Selbststudium führt zu einer Verbindung mit Bildern und Themen, die uns auf den für uns geeigneten Weg lenken können.« Yoga Sutra II. 44

Wie wir gesehen haben, geht es immer darum, Kama, Artha und Dharma mit Moksha, der Befreiung, zu verbinden. Nicht nur Yoga, sondern die meisten geistigen Lehren Indiens sagen uns, dass es unsere menschliche Bestimmung ist, willensstark, mutig und unbeirrt diese drei Ziele zu erfüllen. Alle großen Lehrschriften Indiens – das *Yoga Sutra*, die religiöse Lehrschrift *Brahma Sutra*, die Kunstlehrschrift *Natya Shastra*, die weltliche Lehrschrift *Kama Sutra*, um nur einige zu nennen – sprechen über sie als wichtige Ausrichtungen des menschlichen Lebens. Bei unseren Taten sollten wir uns immer wieder an ihnen orientieren. Den Künsten wird die Aufgabe zugeteilt, den Menschen diese Ziele immer wieder vor Augen zu führen.

»Es gibt weder Weisheit noch Kunst, weder Yoga noch sonst eine Handlung, die nicht in Natya zu finden wäre.« Natya Shastra I. 120–128

Um sich konsequent aber auch besonnen mit diesen Aufgaben zu verbinden, sind die Gefühle von höchster Wichtigkeit. Wir brauchen sie für die Berufswahl wie auch für die Liebeserfüllung oder die richtige Verwaltung unserer Besitztümer. Schließlich brauchen wir sie, um auch zu akzeptieren, worüber wir verfügen können, und um die Freiheit anzustreben. Zu Beginn eines jeden Weges bestärken die Gefühle unsere Urteilskraft: Wir erkennen durch sie, was uns fördert und was nicht. Erst dann, wenn das Fühlen mit dem Denken in Einklang gebracht worden ist, können wir handeln und dabei die Ziele der drei Aufgaben befriedigend erfüllen.

»Im Zustand der Freiheit stiften Veränderungen keine Verwirrungen mehr; die menschlichen Ziele Dharma, Artha, Kama und Moksha sind erfüllt.«
Yoga Sutra IV. 34

Anregungen aus dem Yoga für den Alltag

Kama

Kama, der Liebestrieb, strebt nach einer lustvollen Vereinigung von zwei Körpern, die in einer erneuten Trennung nach der Vereinigung gipfelt. Die Trennung danach wird als schmerzlich empfunden, so dass die Sehnsucht nach einer neuen lustvollen Vereinigung entsteht. Kama beinhaltet Liebeslust und Liebesleid gleichermaßen. Dabei bedeutet Kama mehr als das ständige Verlangen, *Raga*, oder die Abneigung, *Dvesha*, die beide durch das Liebesleid entstehen können. Der Liebestrieb befreit sich letztlich nur durch die Hingabe in der Vereinigung und nicht durch ständiges Begehren. Kama strebt danach, mit dem Objekt der Liebe eins zu sein. Nur dann, wenn wir in dem einen Geliebten alles sehen und erkennen können, kann Kama zu Moksha gelangen und das Göttliche in allem offenbaren. Sehen wir Gott in einer Blume, fühlen wir uns ihr geschwisterlich verbunden. Wir überwinden die Trennung zwischen Pflanze und Mensch durch den göttlichen Kern, den wir beide in uns tragen. Solches Gefühlserleben ändert unsere Beziehung zur Welt und offenbart einen tieferen Sinn in unserem Handeln. Sehen wir das Göttliche in den Aufgaben, die uns in unserem Leben auferlegt werden, und gelingt es uns, sie zu lieben, dann verbinden sich Dharma, Artha und Kama.

Reflektieren Sie über folgenden Satz:

»Werden die eigenen Emotionen im Bewusstsein des Göttlichen eingeordnet, erlangen wir Zugang zu großen Kräften.« Yoga Sutra II. 38

Artha

Sogar in der Beziehung zu unseren Besitztümern – Land, Gebäude oder Gegenstände – können wir die Erfahrung des Leids nicht ausgrenzen, wenn wir sie genießen wollen. Wir arbeiten hart und nehmen Verantwortung auf uns, um den Besitz zu hegen und zu pflegen. Auch wenn wir Vermögen geerbt haben, können wir uns nicht einfach zurücklehnen und sagen: »Artha ist in Hülle und Fülle vorhanden, ich widme mich jetzt nur noch meiner geistigen Entwicklung.« Immer weiter müssen wir unser Augenmerk verantwortlich auf die Erhaltung des Ererbten richten, vielleicht sogar Dinge, die uns wichtig sind, dafür opfern. Die Beziehung zu Artha setzt den liebenden Umgang mit den materiellen Objekten voraus.

Ein Künstler muss ein Künstler bleiben, selbst wenn es bedeutet, ein materiell eingeschränktes Leben zu führen. Er kann sich nicht zum Geschäftsmann wandeln wollen, um der Armut zu entkommen und viel Geld zu verdienen. Das würde bedeuten, vor dem Dharma aufgrund einer überbetonten Beziehung zu Artha davonzulaufen. Jemand, der Geschäftsmann geworden ist, einzig um der finanziellen Not zu entkommen, im Grunde seines Herzens aber lieber Künstler wäre, hat ein einseitig ausgerichtetes Verhältnis zu Artha. Liebt der Geschäftsmann aber seinen Beruf, so ist sein Umgang mit Geld ganz anders, da er dabei im Einklang mit seinen Neigungen zu rechnen, zu zählen, zu sparen, zu haushalten und zu verwalten ist. Dann sind Dharma und Artha verbunden und wirken zusammen.

Reflektieren Sie über folgenden Satz:

»Wenn wir uns nicht zu Eigen machen wollen, was einem anderen gehört, dann werden uns alle Reichtümer zuteil.« Yoga Sutra II. 37

Dharma

Manchmal verstehen wir nicht, warum uns so viel Arbeit aufgebürdet wurde. Wir sollten uns aber nicht in Selbstmitleid ergehen. Da hilft uns einfach das treuherzige Handeln. Wir werden dann irgendwann eine innere Stimme vernehmen, die uns sagt: »Recht so.« Um unsere Aufgaben gewissenhaft zu erfüllen, müssen wir auch Schmerz annehmen oder Opfer bringen. Wenn wir Musiker werden wollen, müssen wir schon als Kind üben, auch wenn die anderen spielen. Wenn wir Richter werden wollen, müssen wir ein arbeitsintensives Studium absolvieren. Wollen wir als Gärtner arbeiten, lässt sich die körperliche Anstrengung nicht vermeiden. Selbst wenn wir manchmal keine sichtbaren Verdienste und Belohnungen für unsere Mühen bekommen, müssen wir auf dem Weg bleiben, um unser Dharma zu erfüllen.

Reflektieren Sie über folgenden Satz:

»Unsere Taten bewirken Einheit, wenn wir mit unbeschränktem Einsatz, unter Berücksichtigung unserer individuellen Fähigkeiten und Grenzen, handeln, ohne dabei den Eigenwillen überzubewerten.« Yoga Sutra II. 1

Moksha

Erst wenn Freude und Leid, Verzicht und Gewinn, Glück und Schmerz als zusammenwirkende Kräfte erkannt werden, stehen wir als Betrachter vor diesen gegensätzlichen Energien, ohne von ihnen einseitig ergriffen zu werden. Abhängigkeit ist das Gegenteil von Befreiung. Sie entsteht immer dann, wenn wir ausschließlich nach einer dieser beiden Energien verlangen, weil wir meinen, dass in einer von ihnen allein die Erfüllung zu finden sei. Wir werden vom Gewinn abhängig, wenn wir immer mehr Gewinn suchen, ohne die gegensätzliche Energie des Verzichts zu berücksichtigen.

Auf dem Weg zu Moksha gibt es nicht nur Freude. Schmerzhafte Erkenntnisse und Desillusionierungen, die uns die Dinge klarer sehen lassen, sind Erfahrungen, die uns nicht erspart bleiben. Um zur Freiheit zu gelangen, müssen viele angenehme und anziehende Dinge aufgegeben werden.

Reflektieren Sie über folgenden Satz:

»Nur wenn die zur Täuschung führenden Veranlagungen in uns aktiv sind, wird die Berührung mit den Objekten dieser Welt den wesentlichen Kern des Selbst verschleiern.« Yoga Sutra II. 25

Drittes Kapitel

Vier Gefühle für den Yogaweg – Liebe, Mitempfinden, Mut und Gelassenheit

»Sich freuen, wenn andere Glück haben, ihnen zur Seite stehen, wenn sie leiden, sich für ihre guten Seiten begeistern und ihre schlechten Seiten betrachten, ohne sie zu verurteilen: So gewinnen Fühlen und Denken an Klarheit.«
Yoga Sutra I. 33

Weil wir das Vergängliche an uns selbst beständig wahrnehmen, richtet sich unser Augenmerk auch immer auf das Vergängliche in anderen Menschen und Dingen. Weil wir das Vollkommene in uns selbst nicht sehen, können wir es auch in anderen Menschen und Dingen nicht erkennen. Deshalb brauchen wir intensive Erlebnisse, die uns dafür die Augen öffnen. *Bhavanas* sind tief in uns verankerte Bewusstseinszustände, die unser Gemüt völlig ergreifen und uns ›sehend‹ machen können. Im Zustand eines Bhavana sind Gedanken und Gefühle völlig im Einklang und führen zu einem Einserlebnis mit unseren Idealen. Das Wort Bhavana kommt aus der Wurzel *bhu*, was »sein« bedeutet. »Wir sind« und dieses »sein« sind die wesentliche Erfahrung einer Identität, in der Fühlen, Denken, unsere Erinnerungen und Erfahrungen zusammen mit unseren Visionen integriert sind.

»Das vordergründige, meinende Selbst, Citta, kann ungetrübt oder verklärt wahrnehmen, durch die Imagination Dinge bilden, im Tiefschlaf sein oder in der Erinnerung weilen.« Yoga Sutra, I. 6

Bhavanas entstehen zwar durch die Aktivitäten unseres *Citta*, unseres vordergründigen, meinenden Selbst, bestehen aber unbeeinflusst von seinen Aktivitäten fort und enthalten folglich nicht dessen zur Täuschung und Verblendung neigenden

Eigenschaften. Sie überstimmen Citta, unser vordergründiges, meinendes Selbst, mit ihrer seherischen Tiefe und geben uns die Möglichkeit, ohne Ichbezogenheit zu handeln.

Bhavanas bewirken, dass wir uns auf etwas Wahrgenommenes tief einlassen und uns hingeben, ohne vom Gedanken des Eigennutzes beherrscht zu sein. Das bringt Citta, unser vordergründiges, meinendes Selbst, allmählich zum Schweigen und lässt die Stimme des sehenden, tiefen Selbst, des *Drashta*, hörbar werden.

Die vier Gefühle für den Yogaweg sind folgende Bhavanas: *Maitri*, die liebevolle Zugewandtheit allen Lebewesen gegenüber, *Karuna*, das mitempfindende Anteilnehmen am Leiden anderer Menschen, *Mudita*, die Begeisterung für vorbildliche Taten, und *Upeksha*, die nicht verurteilende Toleranz zu dem von uns Ungewollten.

Haben wir Erkenntnisse über die Liebe und begegnen jemandem, dessen Stimmung sie ausdrückt, blüht auch unser Herz auf, unsere eigene Freude ist groß – wir sind in *Maitri-Bhavana*. Haben wir selbst schon einmal Leid erfahren und sehen einen anderen Menschen trauern, wird unser Mitempfinden zu *Karuna-Bhavana*. Wir leiden nicht selbst, sondern fühlen die gesamte Situation. Wir sehen den Schmerz des Trauernden, in dem sich die Trauer der ganzen Welt offenbart, denn täglich und wiederholt erleidet jemand irgendwo einen Verlust und wir sehen unser Unvermögen, dieses zu verhindern. Waren wir schon in Situationen, wo wir etwas riskiert haben, und begegnen jemandem, der sich über sämtliche Schranken hinwegsetzt, vielleicht sein Leben riskiert, um einen anderen zu retten, so wird unsere eigene Begeisterung für ihn zum Zustand des *Mudita-Bhavana*. Haben wir geübt, von den Dingen um uns herum nicht aufgesogen zu werden, so wird unsere Reaktion auf unerwünschte Vorgänge zum *Upeksha-Bhavana*, zum Zustand der Ablehnung und Distanz, weil wir mit aller Deutlichkeit etwas zurückweisen, das uns von unserem Wahrheitsempfinden ablenkt.

Im Zustand der Bhavanas gibt es keine Zweifel, keine sich feindlich gegenüber stehenden Empfindungen und keine Zerstreutheit der Gedanken mehr, in dem wir das eine tun und etwas anderes denken. Wir sind in einer jeweils konsequenten Haltung. Alle vier Bhavanas schaffen Abstand zu dem, was ihnen nicht innewohnt. Wir können uns anders wahrnehmen, wenn wir in einem Gefühlszustand sind, sehen dann eine Vollkommenheit, fühlen Drashta, das Sehende, in uns. Sind wir frei von Empfindungen und Gedanken, die uns stören, fühlen wir uns weit weg vom Getriebe der Welt, dann haben wir einen Zustand der Gelassenheit erreicht. Wir erkennen, dass wir im Upeksha-Bhavana sind. Spüren wir grenzenlose Liebe und Freundlichkeit zu allen Dingen, so werden wir keine anderen Gedanken oder Empfindungen bei diesem herzüberströmenden Zustand als wesentlich ertragen als die des Maitri-Bhavana. Sind wir erfüllt von gütiger Zuwendung, dann teilen wir in liebevoller Verbundenheit das Leid der Welt, als wäre es unser eigenes, und wissen, dass wir im Karuna-Bhavana sind. Wenn wir spüren, dass wir auch über unsere Grenzen wachsen, unsere inneren Flügel aufspannen und fliegen können, dann empfinden wir die auf das Gute gerichtete Kraft des Mudita-Bhavana.

Ein Bhavana, oder ein »gegebener« Zustand, hat eine Vorgeschichte. Es gehört dazu, sich schon mit den Gefühlen beschäftigt und sie kultiviert zu haben. Liebevoll und freundlich, ohne Vorurteile und Berechnungen auf alle Wesen zugehen zu können ist ein tief in uns verwurzeltes Charakterideal. Das Maitri-Bhavana wohnt in jedem Kind. Ein genauso hohes Ideal ist die Anteilnahme an anderen Menschen, ihrem Leiden gegenüber nicht gleichgültig zu sein, sondern mit ihnen und ihrem Leben mitzuempfinden. Das Karuna-Bhavana ist durch Christus und Buddha verkörpert. Sich für eine Sache und für die Taten anderer Menschen zu begeistern, sich ohne Angst und Selbstbezogenheit einzusetzen und für ein Vorhaben zu kämpfen zeigt sich als Heldenmut in Menschen, die das Mudita-Bhavana repräsentieren. Ruhig und gelassen das Leben und die Vorgänge um die Menschen betrachten zu können und auch Abstand zu nehmen, wenn es nötig ist, das heißt, sich nicht in Unerwünschtes zu verwickeln, ist der Zustand der Weisen, die Upeksha-Bhavana verwirklicht haben. Es bedeutet, dass wir vorurteilslos annehmen, vorbehaltlos vergeben und ohne Angst offen sind. Bhavanas sind für uns die Voraussetzung, uns auf den Weg der Meditation und der geistigen Entwicklung zu begeben. Mystiker, Heilige und Menschen, die ihre Bestimmung leben, sind immer in den vier Bhavanas zugleich!

Seit Jahrtausenden sind die Bhavanas Menschheitsideale, die unsere jeweilige Individualität weit übersteigen. Durch die Anbindung und das völlige Aufgehen in einem idealen Zustand verbinden wir uns mit Urwissen. So bemitleiden wir andere beispielsweise nicht, um etwas für sie zu tun, was wir uns dann selbst als Verdienst anrechnen können. Das wäre Selbstbezogenheit und damit kein Bhavana. Wir fühlen uns nicht erhaben oder überlegen, wenn wir Abstand zu den Dingen haben. Das wäre Selbstgefälligkeit und kein Bhavana. Beim vollkommenen

Zustand eines Bhavana ist die beobachtende Kraft in uns mit Handeln, Denken und Fühlen in einem Einklang, den man mit einem Strom vergleichen kann. Sein Wasser fließt in eine Richtung, und alle Dinge, die in dem Strom treiben, werden dem einen Ziel entgegengetragen. Genauso ordnen sich die unterschiedlichen Objekte unseres Fühlens und Denkens in eine Richtung ein. Wenn wir von der Kraft eines Bhavana ergriffen sind, strömt alles in uns auf ein Ziel zu.

Für jede Meditation ist das Wissen über die *Bhavanas* eine Hilfe, wenn nicht sogar ihre praktische Voraussetzung. In Dhyanam, der tiefen Meditation am offenen Tor zu Samadhi, der völligen Einserfahrung, transzendieren sich die Bhavanas dann zu Essenz wie eine Flamme oder ein Licht. Dies drückt sich auch in unserer Sprache aus, wenn wir vom Feuer der Liebe, des Mitempfindens, der Begeisterung oder der eiskalten Glut, die Abstand schafft, sprechen. Aus den Bhavanas heraus entwickelt sich Essenz.

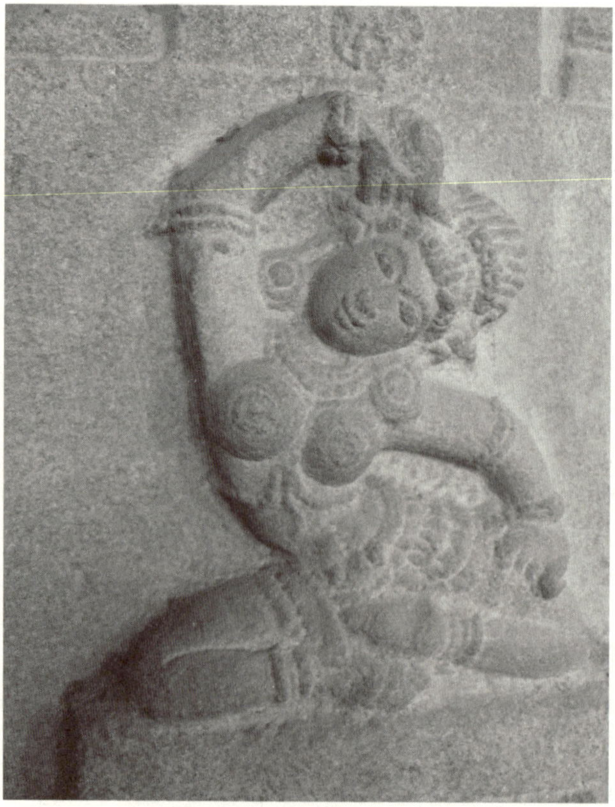

Tanz und Yoga in Bhava verbunden

Natya Shastra beschreibt die Entstehung eines *Bhava* (zwischen den Worten Bhavana und Bhava gibt es keinen wesentlichen Unterschied) folgendermaßen: »Wo die Hand hingeht, dahin gehen die Augen, wo die Augen sind, dahin gehen die Gedanken, wo die Gedanken sind, entsteht Bhava, und aus Bhava entsteht Essenz (Rasa).« Das heißt, dass unser Tun, wenn es mit Achtsamkeit und in Übereinkunft mit dem Denken geschieht, das Bhavana entstehen lässt und zum wesentlichen Zustand (Essenz) für die Erkenntnis führt. Ist der Geist still, bewegen sich die in ihm enthaltenen unbewussten Meinungen mit auf ein bewusst gewordenes Ziel zu – wie ein Holzstück im Fluss –, und sind die Sinne zusammengebündelt auf dasselbe Ziel ausgerichtet, dann kann Drashta sich im Gefühlszustand spiegeln – das ist Dhyanam, tiefe Meditation. Wir können den oben zitierten Satz auch im Alltag anwenden. Das heißt, dass unser Tun aufmerksam von unserem Blick beobachtet und ebenso durch unsere Gedanken verfolgt werden sollte. Erst so können Körper, Sinne und Geist zu einer Einheit kommen, so dass sich ein tiefer Gefühlszustand entwickelt. Begießen wir eine Pflanze, so sind unsere Hände aktiv damit beschäftigt, die Gießkanne zu halten. Folgen die Augen den Händen, so sind sie, über die Hände und die Gießkanne, mit der Pflanze verbunden. Nehmen die Gedanken die Ausrichtung der Augen auf, so entsteht Anteilnahme an der Pflanze, und wir werden achtsam handeln. Wir versenken uns in die Tätigkeit und kommen in das Bhavana der freundlichen Anteilnahme. Wollen wir eine Pflanze von Unkraut befreien, so folgen die Augen liebevoll den kraftvollen Bewegungen der Hände. Die Gedanken folgen den Augen, so dass wir die Pflanze nicht schädigen und das Unkraut sorgfältig greifen. So nähern wir uns dem Bhavana des gefühlvollen Mitempfindens. Wir erkennen, dass Achtsamkeit keine Denkaufgabe, sondern ein Gefühlszustand ist. Wenn wir uns durch Gefühle und Achtsamkeit in Bhavanas versetzen, haben wir einen direkten Zugang zur Meditation. Natürlich kann sich ein Gefühlszustand auch sofort über uns senken, wenn wir in der Praxis der Meditation schon weit fortgeschritten sind.

»Wenn Fühlen und Denken auf ein Thema ausgerichtet sind und dadurch zur Einheit verschmelzen, entsteht Konzentration. Eine fortwährend tiefe Konzentration führt zum Zustand der Meditation. Wandelt sich der fortwährende Zustand der Meditation in eine innige Verbundenheit mit dem Thema, entsteht der tiefste Zustand der Erkenntnis.« Yoga Sutra III. 1–3

Dharana: mit voller Achtsamkeit richtet sich der Geist auf das Thema, von dem er angezogen wird. Dhyanam: aufgrund des passenden Bhavana entsteht eine Verbundenheit zwischen dem Geist und seinem Thema. Samadhi: der Geist wird aufgesogen, er verschmilzt mit dem Thema der Betrachtung.

Bhavanas als Voraussetzung für die Meditation

Wenn wir etwas Schönes sehen, will sich unser Gemüt damit verbinden, und die Augen verweilen bei dem Objekt oder der Person. Schönheit – als Vollkommenheit in unserer Vorstellung – weckt die Liebe. Wenden wir uns dem, was wir als schön empfinden, achtsam zu, weil wir von ihm angetan sind, können Liebe und Freundschaft wachsen und Maitri-Bhavana entfaltet sich. Es befreit die schöpferische Kraft in uns, erweckt die Liebe zu allen Kreaturen als Teil der Schöpfung und nährt unser Vertrauen in den Schöpfer.

Rukmini Devi, eine der wichtigsten Persönlichkeiten nicht nur des indischen Tanzes, sondern auch des politischen wie gesellschaftlichen Lebens Indiens im 20. Jahrhundert, formulierte es folgendermaßen: »Wenn wir wahre Schönheit sehen, berührt sie uns und wir werden Teil von ihr. Gott offenbart sich in ihr. Ihm die schönen Künste darzubringen ist Religion. Wenn das Individuum von Schönheit inspiriert wird, wird das gesellschaftliche Leben sich ändern, denn die Gesellschaft hängt vom Individuum ab.« Die Reflexion über Liebe, besonders in ihrer reinen Form als *Agape*, wie sie das Christentum als Ideal aufgestellt hat, oder die Reflexion über die Verbindung zwischen individuell wahrgenommener Schönheit und Liebe, bildet die Grundlage, auf der sich Maitri-Bhavana erfahren lässt. Die Meditation bleibt leer und mechanisch und kann ohne Maitri, der liebevollen Kraft, nicht Wegbereiterin für Samadhi sein.

Bhavanas als meditativer Zustand im Alltag

Ohne uns dessen bewusst zu sein, können die verschiedenen Bhavanas jeden Moment in unser Leben kommen. Wenn wir nicht unbeteiligt oder gleichgültig gegenüber den Dingen bleiben, die wir wahrnehmen, entstehen willkürliche und unwillkürliche Empfindungen. Sie sind keineswegs bei allen Menschen gleich, denn sie beruhen auf persönlichen Werten oder Neigungen, aber sie sind spontan und spürbar. Sehen wir etwas Schmerzhaftes, so regen sich in uns Kräfte, die den Schmerz lindern wollen – es ist beispielsweise Karuna-Bhavana, wenn wir auf der Straße einem Fußgänger, der im Verkehr gefährdet ist, begegnen, und den fremden Menschen schützen wollen. Nehmen wir das Leiden eines anderen wahr, fühlen wir uns spontan bewegt, nicht gleichgültig zu bleiben. Wenn diese unwillkürliche Zuwendung achtsam geübt wird, kann unsere mitempfindende Anteilnahme wachsen, so dass wir mit dem Leiden in eine schöpferische Verbindung treten. Karuna-Bhavana ist für das Zusammenleben der Menschen auf dieser Erde unerlässlich. Es begründet das wahre, ideale Menschsein. Die Energie, die das Üben der Meditation auslöst, bekommt dadurch eine Aufgabe und eine Richtung.

Vieles, was wir im Leben wahrnehmen, kann in uns die Empfindung hervorrufen: »Das ist unglaublich gut, das führt weiter, das offenbart die Gerechtigkeit, es ist lobenswert.« Das Positive begeistert uns, es bündelt unsere Aufmerksamkeit und regt uns zur Tat an. Wir kommen in eine bejahende Stimmung und werden motiviert, uns mit der Person, von der die wahrgenommene Situation ausging, zu verbinden, fühlen Mut in uns wachsen oder beginnen, uns für die Situation mehr zu begeistern. Wenden wir uns hier der Situation achtsam zu, können wir lange mit ihr verbunden bleiben, um selbst Großes und Vorbildliches zu bewerkstelligen. Durch den Enthusiasmus und Mut, der in uns wächst, lernen wir Mudita-Bhavana kennen. Mudita-Bhavana gibt den Meditierenden die Kraft und die Begeisterung, unablässig zu üben, das Ziel im Auge zu behalten und über sich selbst hinauszuwachsen.

Das, was wir wahrnehmen, kann in uns auch eine gegenteilige Empfindung hervorrufen: »Das ist wirklich nicht gut und führt zu nichts, es ist ungerecht und verwerflich.« Das löst in uns jenes Gefühl aus, mit dem wir uns der Situation oder der Person verständnisvoll und verzeihend, aber doch mit einem behutsamen Abstand nähern. Es ist das Gefühl, mit dem wir Ungerechtigkeit geduldig gegenübertreten, um zu vermeiden, dass wir aus Empörung die Gerechtigkeit für uns beanspruchen, und stattdessen die Kraft der Empörung dafür einsetzen, uns empfindsam um die Leidenden zu kümmern. Wenn sich unsere Gefühle in dieser Weise ausrichten und wir achtsam vorgehen, kommen wir in Upeksha-Bhavana. Es schafft Gleichmut für die Meditation und schenkt uns die notwendige Gelöstheit, um uns geistig zu entwickeln.

Durch unsere Verhaltensweisen im Alltag können wir Maitri, Karuna, Mudita und Upeksha lebendig werden lassen. Gewähren wir diesen vier Bhavanas Raum und lassen wir sie zu Zuständen anwachsen, so unterbinden wir, dass zahllose andere Empfindungen Oberhand gewinnen. Haben wir diese vier Zustände in uns nicht kultiviert, können unerwünschte Gefühlsreaktionen den Geist verwirren und Situationen ungünstig beeinflussen. So könnte Lobenswertes Neid in uns verursachen, wenn wir kein Mudita kennen; ohne Upeksha kann Ächtenswertes uns zu Aggressionen führen. Wir könnten schwermütig und ängstlich werden, wenn wir jemanden leiden sehen, weil wir Karuna nicht kennen, oder zynisch gegenüber dem Schönen bleiben, weil uns Maitri fremd ist.

Bhavanas verbinden die Innenwelt mit dem Aussen

Bhavanas werden in uns sowohl von außen durch Inspirationen erweckt als auch ohne äußere Anregung einzig in unserer Innenwelt entwickelt. Sie können ohne einen Impuls von außen entstehen. Im Natya Shastra wird es folgendermaßen beschrieben: Wenn wir die Schönheit der Blüten genießen und beobachten, wie die Bienen, angezogen von ihren Düften, die Blüten umschwirren, so erinnern wir uns an unser Angezogensein von dem, was für uns wichtig ist oder was wir als schön empfinden. Die Biene wird zu einem natürlichen Symbol für die beständige Anbindung an das Objekt Blüte, sie bilden zusammen eine Einheit. Die Biene umschwirrt beständig dieses Objekt, ebenso wie unsere Gedanken und Gefühle ein Objekt umkreisen, von dem wir angezogen sind. Unser eigener Zustand spiegelt sich im Bild der Natur wieder. Wir können dann, als Betrachter von Biene und Blüte, zum Bhavana der Liebe inspiriert werden. Alles in der Natur besteht aus Verbindlichkeit. Die Blüte kann nun den Geliebten symbolisieren und die um das Objekt ihrer Anziehung kreisende Biene die Liebende.

Der Vorgang kann auch von innen nach außen beschrieben werden. Sind wir verliebt und drehen sich die Gefühle und Gedanken beständig um den Geliebten, so scheinen die Stimmungen in der Natur nur zu wiederholen, was wir längst in uns fühlen. Wenn alles mit Liebe erfüllt wird, dann entsteht das Bhavana. Die schwirrenden Bienen gleichen unserem sich sehnenden, liebenden Herzen. So wird das Betrachten des äußeren Bildes in der Natur zum Spiegelbild unseres Inneren –

ein Bhavana, eine Meditation über die Liebe. Die Wahrnehmung der äußeren Gegebenheiten ist hier im Einklang mit der tiefsten Schicht unseres Bewusstseins.

Bhavanas – Spiegelbild seelischer Vorgänge

Die vier Gefühle sind erforderlich, wenn wir auf dem Yogaweg voranschreiten wollen. Haben wir die Bhavanas kultiviert, so können wir mit Konfliktsituationen besser umgehen und dauerhaftere Lösungen für sie finden. Hierzu ist wichtig, dass wir wie bei den Menschheitszielen die Freiheit, Moksha, im Auge behalten. Mit anderen Worten, wir müssen begreifen, dass die vier Bhavanas zwar ein vollkommenes Involviertsein unseres Selbst mit den Zuständen voraussetzen, sie uns aber letztlich mit dem Übergeordneten verbinden. Die Bhavanas sind als Erkenntnisweisen immer noch mit der Welt der Ideen verbunden. Erst nachdem wir die Situation erfasst haben, taucht das entsprechende Bhavana auf, das diese Idee in sich reflektiert. Das, was sich in den Bhavanas spiegelt, war zuerst da, und ohne es hätten sie keine Basis. Letztlich spiegelt sich unsere Seele – als tiefste innere Wahrnehmerin, Seherin und Beobachterin – in all unseren Gefühlen und Gedanken wider. Sie ist nicht identisch mit dem, was die Sinne erleben und die Gedanken meinen, denn sie kann all das betrachten und Abstand halten zu den Vorgängen, die uns bewegen. Sie hält durch ihr reines Bewusstsein die Gefühlszustände, die Bhavanas, vor sich und durchschaut sie vollkommen. Die Seele gleicht hierbei einem leeren Gefäß, das die Bhavanas in sich aufnimmt, sie erkennt und benennt, und dabei trotzdem vollkommen unberührt und immer frei bleibt.

> *»Wird das sehende Selbst, der innere, unsterbliche Kern, vom meinenden Selbst, dessen Instrumente die Sinne und Gedanken sind, stets unterschieden, wird Meisterschaft über die Gefühle und vollkommene Weisheit erlangt.«*
>
> Yoga Sutra III. 49

Wir besitzen als Individuen klare Vorlieben zu einem oder zwei der Bhavanas, weil sie unserer Veranlagung entsprechen. Wenn wir spüren, welche dieser Gefühlsstimmungen sich in uns spontan regen, werden wir auf sie zurückgreifen, um uns in Konfliktsituationen richtig zu verhalten. Denn immer, wenn wir in gefühlsbetonten Beziehungen sind, wird es Konflikte geben, und immer wieder wird nur die gefühlsbetonte Lösung Wirkung haben.

»Meditiere über das, was für dich passend ist.« Yoga Sutra I. 39

Ein Beispiel für die Wirkung von Bhavanas im Alltag

Es ist ein wesentliches Charakteristikum der Bhavanas, zu allen möglichen Situationen, die gerade im Alltag auftauchen, einen Abstand zu schaffen. Dies vermag vielleicht die folgende Schilderung einer Frau illustrieren:

»Ich dachte wiederholt über einen Konflikt nach, der mir schwer zu schaffen machte, und es schien keine Lösung in Sicht. Ich war ohne Hoffnung und fand das Leben unerträglich. Während ich grübelte, fiel ein Sonnenstrahl durch die Äste des Vogelbeerbaums auf mich. Ich erinnerte mich an das Glücksgefühl, das ich als Kind empfunden hatte, als ich das erste Mal bewusst einen Sonnenstrahl gespürt hatte. Dieser Zustand war völlig frei von Nöten und Sorgen gewesen. Ich gab mich der Erinnerung an diesen Zustand hin, und er erweckte wieder in mir ein Gefühl allumfassenden Liebens. Es war ein warmes, wohliges Gefühl von Glück, einfach nur ein winziger Teil dieser Welt zu sein. Ich war im Zustand des Maitri-Bhavana und ließ mich treiben. Es inspirierte mich. Ich ging im Garten umher und pflückte Blüten, die ich im Haus – still vor mich hin lächelnd – in einer Glasschale arrangierte. Es gab zwar einen Konflikt, unter dem ich litt, aber für einen Moment war er sehr weit fort, und in mir wuchs die Zuversicht, dass er sich lösen werde, weil er kleiner war als die Liebeskraft, die mich nun ganz uneigennützig durchströmte. Auch mein Ich erschien mir so viel kleiner als die universelle Liebe, die in dieser Welt ist. Meine Katzen schienen meinen besonderen Zustand zu bemerken, und kamen instinktiv auf mich zu, was sie um diese Zeit nie taten. Sie schnurrten und setzten sich um die Glasschale, obwohl Blumen im Haus noch nie ihre Aufmerksamkeit geweckt hatten. Sie schienen das Bhavana von Menschen zu genießen und hellsichtig zu erkennen. Ich genoss die Stimmung eine Weile und wusste, dass Liebe als allumfassende Erfahrung und Kraft stärker als jeder Konflikt ist: Mein eigener hatte sich plötzlich aus meinem Bewusstsein verflüchtigt. Diese Erfahrung des Maitri-Bhavana wird mir die Kraft geben, ihn zu gegebener Zeit zu lösen.«

Gefühle in Liebeskonflikten und Berufsstress – Anwendungsbeispiele

Nehmen wir nun einige Konflikte, in die ein jeder von uns geraten könnte: Sie wurden von dem Menschen, den Sie lieben, betrogen; an Ihrem Arbeitsplatz von Kollegen ausgegrenzt und übergangen, was wir auch als Mobbing bezeichnen; oder von einem Freund verraten. Sie leiden vor sich hin und grübeln darüber nach, wie und ob Sie sich rächen könnten und sollten. In dieser Situation sollten Sie über die Bhavanas nachzusinnen beginnen. Im idealen Fall geraten Sie in eine meditative Betrachtung, ganz gleich, ob Sie stehen, sitzen oder liegen.

Anwendungsbeispiele für Maitri-Bhavana

In Maitri-Bhavana spüren Sie eine Liebe in sich, die viel größer und allumfassender ist als Ihr persönliches Liebesdrama oder Ihre Enttäuschung. Sie werden von dieser Liebe ergriffen und spüren, wie Ihr Herz und Gemüt anfangen zu strahlen. Sie bekommen Abstand zu Ihrer momentanen problematischen Situation.

1. Wenn Sie der oder die Betrogene sind, könnten Sie überlegen:
Was er (sie) erlebt, ist wichtig und gut für ihn (sie). Er (Sie) wird viele neue Erfahrungen machen. Ich hoffe, dass er (sie) durch diese Liebe innerlich wächst und glücklich ist. Er (Sie) bleibt in meiner Liebe eingeschlossen, auch wenn er (sie) sich jetzt von mir abwendet. Denn die Liebe ist größer als mein persönliches Empfinden für ihn (sie). Er (Sie) wird auch wieder zurückkommen, nichts wird sich zwischen uns in derselben Form wiederholen, aber nichts, was tief gefühlt war, wird je vergänglich sein. (Dies ist nicht zu verwechseln mit einem zeitgebundenen, passiven Warten auf die Rückkehr des anderen, sondern im Gegenteil, in einem Bhavana zu sein setzt den Abstand voraus.)

2. Wenn Sie von Kollegen gemobbt wurden, könnten Sie überlegen:
Die können nicht anders und sind uneinsichtig. Ich denke, ihnen fehlt es an Liebe, und deshalb werde ich auf sie zugehen und nicht warten, bis sie zu mir kommen.

3. Wenn Sie sich von einem Freund (einer Freundin) verraten fühlen, könnten Sie überlegen:
Er (Sie) muss in einer tiefen Lebenskrise stecken, wenn er (sie) sich so benimmt. Ich werde ihm (ihr) signalisieren, dass ich immer für ihn (sie) da bin.

Anwendungsbeispiele für Karuna-Bhavana

In Karuna-Bhavana spüren Sie die unendliche Vergänglichkeit, der alles unterworfen ist. Sie wissen, dass nichts auf dieser Welt ewig existiert. Es ergreift Sie eine Anteilnahme, ein warmes Gefühl liebevoller Verbundenheit mit allen Wesen. Sie sind nicht allein mit Ihren Problemen. Andere haben unter Umständen noch viel größere Sorgen, unter denen sie leiden, und Ihr ichbezogener Konflikt ist relativ klein.

1. Wenn Sie der oder die Betrogene sind, könnten Sie überlegen:
Meine Sorge gilt den beiden, die mich betrügen. Sie haben sich verwickelt und leiden, weil sie meinetwegen Schuldgefühle haben. Ich möchte nicht, dass in dieser Situation irgendjemand verletzt wird, und deshalb werde ich achtsam sein. Ich werde auf gar keinen Fall dieser Liebe voreilig entgegentreten, so irrational sie auch sein mag, sondern mich darum bemühen, bei einer Lösung zu helfen.

(Diese Anschauungsweise mag zunächst schwer nachvollziehbar sein, aber stellen Sie sich für einen Moment vor, dass Sie im Bhavana eines weisen Menschen wären. Versuchen Sie daran zu denken, wie Jesus oder Buddha, die als inkarnierte Wesen sicherlich auch Konflikte in ihrem Leben hatten, dies gelöst hätten.)

2. Wenn Sie von Kollegen gemobbt wurden, könnten Sie überlegen:
In welcher Welt leben wir, dass sie sich so verhalten, als wären sie wie Hunde vom Futterneid befallen. Sie tun mir Leid, und ich werde das Gespräch mit ihnen suchen.

3. Wenn Sie sich von einem Freund (einer Freundin) verraten fühlen, könnten Sie überlegen:
Sie (Er) konnte nicht anders, sie (er) war in die Enge getrieben. Die Zeit wird es wieder heilen.

Anwendungsbeispiele für Mudita-Bhavana

Wie ein Pfeil fliegt Ihr Herz in den Himmel und überwindet jedes Hemmnis, das sich ihm in den Weg stellt. Sie fühlen sich kraftvoll und bereiten sich vor, Taten zu vollbringen. Sie werden sich jedem Konflikt stellen und Sie werden keine Mühe scheuen, ihn zu beseitigen. Sie fühlen sich leicht und von Ihrer Ichbezogenheit entbunden.

1. Wenn Sie der oder die Betrogene sind, könnten Sie überlegen:
Die beiden anderen haben etwas gewagt, sie sind zu Neuem aufgebrochen und haben dabei etwas riskiert. Ich werde nicht zurückbleiben. Wir sollten alle irgendwann eine neue Sichtweise der Situation entwickeln, um zur Einsicht zu gelangen. Vielleicht ist dies meine Chance, aus den Zwängen herauszutreten, in denen ich gefangen bin, und die wirkliche Freiheit anzustreben, die mehr ist, als nur nicht mehr der (die) Betrogene zu sein.

2. Wenn Sie von Kollegen gemobbt wurden, könnten Sie überlegen:
Ich werde nicht passiv bleiben, wenn ich von ihnen so behandelt werde, und deshalb die Auseinandersetzung suchen, um meine Sicht der Dinge klar und deutlich darzulegen.

3. Wenn Sie sich von einem Freund (einer Freundin) verraten fühlen,
könnten Sie überlegen:
Nein, das kann er (sie) nicht bringen! Wir müssen uns offen und fair darüber auseinander setzen.

Anwendungsbeispiele für Upeksha-Bhavana

Es ist, als ob alles funktioniert. Sie lehnen sich zurück und betrachten die Dinge um sich herum gelassen und entspannt. Sie sind nicht so wichtig in der großen, weiten Welt. Ihre Meinung, Ihr Glaube und Ihre Überzeugung sind nur ein kleiner Tropfen in den vielen Meinungen. Doch Sie wissen, dass ein letzter Tropfen das Fass zum Überlaufen bringen kann. Sie warten geduldig, beobachten genau und sind bereit, in jedem Moment den Makel an den Dingen zur Kenntnis zu nehmen und doch stets verzeihend zu bleiben.

1. Wenn Sie der oder die Betrogene sind, könnten Sie überlegen:
Hier muss ich mich raushalten, es geht mich nichts an, ich muss meine Neugierde zügeln. Ich werde trotzdem zu einer klaren Haltung kommen. Das heißt, dass ich mich entweder zurückziehen werde oder die Kraft zur Toleranz gegenüber den beiden anderen aufbringe und sie gewähren lasse.

2. Wenn Sie von Kollegen gemobbt wurden, könnten Sie überlegen:
Ich finde keine Worte für diese Art von Benehmen. Es ist aber unter meiner Würde, Gleiches mit Gleichem zu vergelten. Das hat seine Grenzen, denn solches Benehmen kommt von selbst zu Fall.

3. Wenn Sie sich von einem Freund (einer Freundin) verraten fühlen, könnten Sie überlegen:
Was immer ihn oder sie bewegt haben mag, sich so zu verhalten, werde ich nicht ergründen können. Mir bleibt nichts anderes übrig, als den Betrüger in mir selbst zu zähmen.

Letztlich geht es nicht darum, dem Liebeskonflikt, dem Konflikt bei der Arbeit oder unter Freunden zu entkommen, wenn wir dies aus der Sichtweise der Bhavanas betrachten, denn wir können solche Konflikte nicht vermeiden. Sie kommen immer wieder im Leben aller Menschen vor, und wir können sie auch nicht aus unserer ichbezogenen Sichtweise heraus lösen. Es ist jedoch eine Lösung, sich mit den Menschheitsidealen zu verbinden und – durch die Zuneigung zu einem oder mehreren Bhavanas – zu einer tieferen Erkenntnis zu gelangen. Durch eine verstärkte Selbstkenntnis und ein Vertrauen in die göttliche Fügung, die sich aus dem Kultivieren der Bhavanas ergibt, löst sich der Konflikt oft überraschend unerwartet von selbst auf seine ihm eigene Weise.

Viertes Kapitel

Fünf Kräfte, die verwickeln – Täuschung, Selbstbezogenheit, Gier, Ablehnung und Angst

»Wirkliche Unabhängigkeit besteht letztlich im Geschehenlassen der Dinge.«
Yoga Sutra I. 16

Die Dinge als schlecht anzusehen, um von ihnen frei zu werden, ist in Wirklichkeit eine Behinderung auf dem Weg zur Freiheit. Wir denken über die Zukunft nach und beginnen, sie mit »guten« und »schlechten« Gefühlen zu assoziieren. Dadurch haften wir uns an die hervorgerufenen Gefühle und Vorstellungen und füllen unsere Gedanken mit Erwartungen, so dass wir nicht mehr unbelastet voranschreiten können. So entstehen Enttäuschungen, wenn es nicht so kommt, wie wir es erträumt haben. Wir haben unsere Vorstellungen mit der Realität verwechselt. Sind wir der Täuschung enthoben, ärgern wir uns über die Vielfalt unseres Vorstellungswahns. Das kann dazu führen, dass wir unseren Visionen und Ideen keinen so großen Platz mehr einräumen wollen und misstrauisch gegenüber der Hoffnung werden.

Wie können wir dem Kreislauf von Denken, Fühlen und Erwarten entkommen, ohne Visionen und Ideen aufzugeben? Die Antwort darauf lautet: Wenn wir bereit sind, die Dinge anzunehmen, wie sie kommen! Das ist allerdings nicht immer einfach. Ein erster Schritt hierbei ist, dass wir die Dinge nicht auf uns bezogen betrachten, sondern im Bezug auf ihre eigenen Zusammenhänge. Dann können wir die zukünftigen Dinge wirken lassen. Unsere Selbstbezogenheit oder auch die Selbstsucht verhindern allerdings, dass wir verstehen und annehmen. Yoga nennt dieses Verhaftetsein mit der Eigenschau *Asmita*.

Asmita, Selbstbezogenheit, zählt zu den fünf *Kleshas* (das Wort Klesha hat sich aus der Wurzel *kls* entwickelt und bedeutet »das, was trifft oder was betroffen macht«). Kleshas sind fünf Wesenseigenschaften unseres Charakters, die uns durch die Feinheit ihrer weit auslaufenden Fäden verwickeln können. Das erste Klesha, die Mutter aller anderen, ist *Avidya,* die verkehrte oder falsche Wahrnehmung. Durch diese Verblendung nehmen wir unser Ich als große und wichtige Einmaligkeit, die abgespalten von der Welt für sich allein existiert, wahr. Dabei rückt dieses Ich in den Mittelpunkt, während sich alles andere um es dreht.

> *»Sich täuschen ist nichts anderes, als das Wesentliche mit dem Unwesentlichen oder das Vergängliche mit dem Unvergänglichen zu verwechseln.«* Yoga Sutra II. 5

Das, was wir gewöhnlich als unser Ich wahrnehmen, ist nichts anderes als das vergängliche Selbst, dessen Überbewertung das unsterbliche Selbst in uns so verdeckt, dass es nicht existent zu sein scheint. Diese Selbsttäuschung führt uns in den Kreislauf von Fühlen und Denken, dem wir durch unsere Erwartungen verhaftet bleiben. Wir nehmen die Vorstellung des vergänglichen Selbst als einzige Wahrheit und erliegen diesem Trugbild. Wenn die Dinge sich anders entwickeln, wir aber schon in unserer falschen Wahrnehmung verwickelt sind, dann können wir nicht mehr zwischen dem von uns entwickelten Trugbild und dem, was ist, unterscheiden.

Das, was ist, und das, was wir ersehnt hatten, ist nicht identisch, aber wir vermischen es auf Grund unserer Selbsttäuschung miteinander und überlagern so mit unseren Vorstellungen die Realität. Das geht ganz einfach vor sich. Auf Grund unserer Neigung schätzen wir einen Menschen, nur sehen wir ihn nicht immer, wie er ist, sondern wie wir ihn sehen wollen. Unsere Neigung ist zu einem Verlangen, dem dritten Klesha, geworden. Wir formen diesen Menschen in unserer Vorstellung nach unserem Ideal um, doch wenn er diesem nicht entspricht, wollen wir es nicht wahrhaben, denn wir halten an unserem Trugbild fest. Dies führt natürlich dazu, dass wir eines Tages enttäuscht werden. Dieses dritte Klesha, das Verlangen, wird im Yoga Sutra als *Raga* bezeichnet – das, was die Gedanken und Gefühle mit Farbe übertüncht. Es ist eine Anziehung, die mit Asmita, der Selbstbezogenheit, verbunden ist.

> *»Dinge ziehen einen an, weil ihnen zwanghaft die Fähigkeit zugeschrieben wird, Glück zu bringen.«* Yoga Sutra II. 7

Wenn ein Mensch Anziehungskraft auf uns ausübt, wollen wir ihn für uns gewinnen. Erzählt uns jemand von einem besonders schönen Ort, wollen wir dorthin gelangen. Fortan lebt in uns die Sehnsucht als ein Wollen, steht intensiv in Verbindung mit unserem Willen, so dass sich das Verlangen zu Gier entwickeln kann. Raga ist ein Verlangen, das sich nie erschöpft, sondern dessen Ziel die Anziehung bleibt und das folglich nie befriedigt werden kann. Unser Verlangen wird immer stärker, und wir wollen immer mehr. Da Raga keine Hingabefähigkeit in sich beinhaltet – ganz im Gegensatz zu Kama, das die Verschmelzung und Auflösung des Ichs sucht –, bezieht es sich vollkommen auf das Ich. Raga steht auch Maitri – der idealen Kraft der Liebe – gegensätzlich gegenüber, weil es an Asmita, die Selbstbezogenheit, gebunden ist.

Um den komplexen Begriff Liebe zu verstehen, ist es wichtig, dass wir Kama, Liebestrieb, Maitri, freundliches Empfinden, und Raga, Verlangen unterscheiden. Obwohl sie alle als Liebe definiert werden, gehen ihnen jeweils völlig andere Empfindungen mit anderen Zielen voraus, worauf wir in Kapitel 5 noch näher eingehen werden. Gerade wenn wir uns verlieben, ist die Reflexion über diese drei Empfindungen nützlich, um uns zu vergewissern, dass Raga, Verlangen, nicht überhand nimmt.

Die vierte große Kraft, die uns auf unserem Weg zur Freiheit behindern kann, ist die Ablehnung – *Dvesha.* Sie bezieht sich auf alles, was wir aus unserer subjektiven Sicht heraus nicht wollen und woraus wir eine scheinbar definitive und endgültige Abneigung erwachsen lassen.

> *»Dinge werden abgelehnt, weil ihnen die Fähigkeit zugeschrieben wird, Unglück zu bereiten.«* Yoga Sutra II. 8

Diese Ablehnung entsteht wiederum aus unserer Selbstbezogenheit. Dvesha ist die Umkehrung von Raga. Aus Frustration darüber, dass Raga keine Befriedigung findet, weil es immer mehr will, drehen wir es oft um. Dadurch wird es zu Dvesha, was bedeutet, dass wir Abneigung empfinden. Auch ohne vorher von etwas angezogen zu sein, können wir, aus subjektiven Gründen oder aus einer oberflächlichen, ungenügenden Einschätzung heraus, etwas ablehnen. Oder wir reagieren mit Ablehnung, weil es unser starres, selbstbezogenes Ichbild aus dem Gleichgewicht zu bringen droht. Mit dergleichen Energie, die wir an unser maßloses

Sehnen verschwendet haben, lehnen wir nun das Objekt ab, manchmal mit Ekelempfinden oder auch mit außerordentlichem Zorn. So werden Gefühle wie Ekel und Wut in den Dienst der Kleshas gestellt genauso wie wir die Liebe zur Unterstützung von Raga heraufbeschwören. Das instinktive Wissen, mit dem wir etwas ablehnen, weil es uns schaden kann, ist kein Klesha, solange die Ablehnung nicht auf verblendete Wahrnehmung, *Avidya*, basiert.

Das fünfte Klesha ist die Furcht oder *Abhinivesha*. Auch diese Kraft steht in Verbindung mit Asmita, der Selbstbezogenheit. Letztlich fürchten wir uns davor, die Selbstbezogenheit, die uns scheinbar zum Herrscher aller Dinge macht, zu verlieren, wodurch wir nicht mehr dominieren und unser Umfeld kontrollieren. Diese Furcht vor der »Selbstaufgabe« sitzt tief in uns und mündet in unserer Angst vor dem größten Verlust unseres Selbst, dem Tod.

> *»Angst kann ohne konkrete Grundlage gedeihen, sie beengt sogar Menschen, die zahlreiche Erkenntnisse über das Leben gewonnen haben.«* Yoga Sutra II. 9

Diese Angst hindert uns daran, den Tod liebevoll anzunehmen und uns ihm schließlich hinzugeben. So schließt sich der Kreislauf, weil Asmita uns gefangen hält und eine stets gegenwärtige Furcht hervorruft. Dabei kann sie ein wertvolles Gefühl sein (siehe Kapitel 5), weil sie aus der Trägheit des Nichtstuns führt und uns auf Grund der Erregung zum Handeln antreibt. Die Furcht kann uns vor den unbekannten Kräften schützen, die in der Natur walten, und sie kann sich zu Ehrfurcht wandeln. Gerade sie führt uns dazu, Respekt gegenüber den Dingen zu bewahren, indem wir sie ohne Selbstbezogenheit betrachten. Das kann zur Ehrfurcht dem Fremden gegenüber führen, anstatt dass wir es als bedrohliche Macht betrachten, die scheinbar der Grund dafür ist, dass wir uns fürchten.

Es ist eine wichtige Aufgabe, die Leidenschaft, die dem Verlangen und der Ablehnung innewohnt, von der Selbstsucht weg zur Hingabe zu führen. Die Furcht, die Kontrolle über unser Umfeld zu verlieren, gilt es aufzugeben. So können wir unsere Ichbezogenheit überwinden. Die Visionen über die Zukunft nicht mehr selbstbezogen zu sehen, sondern sie geschehen zu lassen, fördert die Kraft der Intuition. Die Selbstbezogenheit verliert sich letztlich durch die Erkenntnis, dass das eigene meinende Selbst begrenzt ist und nicht mit dem in uns tief verankerten sehenden Selbst zu verwechseln ist.

> *»Selbstbezogenheit entsteht durch die Verwechslung des unsterblichen Wesenskerns mit der unbeständigen Persönlichkeit.«* Yoga Sutra II. 6

Jedoch weil die Kleshas ihre Fäden so fein durch unser Leben gesponnen haben, ist es nicht leicht, ihnen zu entkommen. Die Gewohnheit hat unser Urteilsvermögen fest im Griff, und wir reagieren weiterhin ständig mit Verlangen oder Ablehnung auf die Dinge. Wir sind dauernd durch Avidya verwickelt, der falschen Wahrnehmung unserer Mitmenschen und unserer selbst. Da unsere Selbsttäuschung ständig weiter wächst, scheinen wir auf immer und ewig verflucht, alles selbstbezogen zu sehen.

> *»Kleshas, die tief sitzenden Veranlagungen, beeinflussen das Handeln entweder in absehbarer Zeit oder zu einem fernen Zeitpunkt auf bewusste oder unbewusste Weise.«* Yoga Sutra II. 12

Im Yoga Sutra wird der Weg aus den Verwicklungen folgendermaßen beschrieben:

- Das Erkennen des Problems *(heyam)*
- Zur Ursache des Problems vordringen *(hetu)*
- Sich den Zustand vorstellen, in dem das Problem schon gelöst ist *(hanam)*
- Willenstark, mutig und vertrauensvoll die Schritte tun, die erkennbar werden *(upayu)*

Der erste Schritt *(heyam)* ist die Erkenntnis, dass die Kleshas uns auch künftig verwickeln werden. Daraus ergibt sich der entschlossene Wunsch, ihnen nicht mehr ausgeliefert zu sein.

Der zweite Schritt *(hetu)* ist die Gewissheit, dass wir Verblendung, Selbstsucht, Verlangen sowie Ablehnung und Furcht als Anlage in uns tragen: Das müssen wir wahrnehmen und akzeptieren. Sie kommen im Leben eines jeden Menschen vor und fesseln ihn. Er ist in ihrem Netz gefangen, so dass selbst seine Willenskraft oder sein Vorsatz ihn nicht aus diesem Netz befreien kann, weil sich die Kleshas immer wieder neu bilden.

Es ist an dieser Stelle hilfreich, sich einige Fragen zu stellen:

- Was ist die umfassendste Täuschung, der ich unterliege?
- Wie drückt sich in der Regel Selbstsucht bei mir aus?
- Was übt die größte Anziehung, aber auch Ablehnung bei mir aus?
- Was fürchte ich am meisten? In der Vergangenheit, im Hier und Jetzt und in der Zukunft?

Diese Fragen zu beantworten mag uns zur Erkenntnis von Leid führen. Schon die ersten Philosophen Indiens *(Samkhya)* waren der Auffassung, dass uns die Wahrnehmung von Leid dazu bewegt, uns aus den Verwicklungen zu befreien.

»Die ich rief, die Geister, werd ich nun nicht los!«, müssen wir mit Goethes Zauberlehrling sagen, wenn die Kleshas erkannt worden sind und in ihrer Gefahr gesehen wurden. Mit Hilfe der Gefühle haben wir den Kleshas unbegrenzte Möglichkeiten gegeben, bis sie sich verselbstständigt haben und nun Macht auf uns ausüben. Wir können der Verblendung, Selbstsucht, Anziehung und Ablehnung sowie der Furcht nicht entkommen, aber wir können die großen Gefahren, die sie für unseren Weg zur Befreiung darstellen, erkennen und ihnen rechtzeitig entgegenwirken.

> *»Kleshas, die tief sitzenden Veranlagungen, sind ebenso wie der Überlebensinstinkt zeitlos.«* Yoga Sutra IV. 10

Der dritte Schritt *(hanam)* ist Ziele als Visionen voraussehen und an die Freiheit von der ichbezogenen begrenzten Selbstwahrnehmung ernsthaft glauben. Wir können uns von den Kleshas erst dann befreien, wenn wir sie erkennen, ihren Grund und ihre Bedeutung verstehen und überzeugt davon sind, dass wir sie auflösen möchten.

Im letzten Schritt, den wir machen, um die Kleshas zu überwinden, geht es darum, über die Dinge, mit denen wir im Leben konfrontiert sind – zum Beispiel unsere Gefühle – zu reflektieren, um einen bewussteren und weniger selbstbezogenen Umgang mit ihnen zu finden *(upaya)*.

Diese vier Schritte für den Umgang mit Problemen bilden ein tiefgründiges Lösungsmodell, welches auch bei ganz einfachen alltäglichen Problemen anwendbar ist. Uns plagen beispielsweise chronische Kopfschmerzen. Wir können ihre Ursache niemals beheben, indem wir immer wieder zu Schmerzmitteln greifen. Der erste Schritt bei einer solchen wiederkehrenden Beschwerde ist, sie ohne Angst und Ablehnung bewusst anzunehmen. Das hilft uns, die Ursachen der Beschwerden besser zu erkennen und zu sehen, wo wir die Verantwortung dafür tragen, wenn sie sich verschlechtern.

Kein Problem im Leben kann je gelöst werden, wenn wir unseren eigenen Anteil daran nicht erkennen, denn es ist letztlich die Eigenverantwortung, welche die Lösung des Problems auch bewirken kann. Selbst Verantwortung zu übernehmen hat nichts mit Selbstbezogenheit zu tun. Unsere Verwicklungen zu erkennen, die zu Schmerzen und Verspannungen und Krankheiten führen – als zweiten Schritt – bringt uns dem Wesen des Problems nahe. Wenn wir die Schmerzen aber immer wieder mit Tabletten unterdrücken, werden wir zu diesem zweiten Schritt nie gelangen.

Wir können uns den Zustand ohne Kopfschmerzen als positives Bild zwar vorstellen, aber überzeugt werden wir von ihm nur, wenn dies in Verbindung mit einer Visualisierung von unserem Selbst in seiner essenziellen, ungetrübten Form entsteht. Erst dann wird es uns ergreifen und zu tief greifenden Heilmaßnahmen ermutigen. Die Entfaltung eines solch positiven Bildes, die wir mit den ersten beiden Schritten aktiv anregen, ist der dritte Schritt in der Entwicklung der Lösung.

Was wir nun wirklich tun oder verändern sollten, um die Schmerzen zum Verschwinden zu bringen, wird uns deutlich, wenn die ersten drei Schritte entwickelt wurden. Auf diesem Wege bekommen wir nicht nur klare Ideen, sondern auch das überzeugte Vertrauen und die kraftvolle Motivation, all die notwendigen Schritte zu tun. Das bezeichnet man als den vierten Schritt.

Diese Vorgehensweise wird im Ayurveda befolgt, der ganzheitlichen Heilkunst Indiens, das eine philosophische Anschauung von Erkrankung und Heilung beinhaltet. Sie gilt im Yoga für den Menschen, der den Weg zur Befreiung sucht. Die gleiche Lehre verkündete der Buddha, als er von den Vier Edlen Wahrheiten sprach. Sie gilt für all unsere Unternehmungen. Sogar ein Geschäftsmann kann nur dann erfolgreich sein, wenn er diese vier Schritte beachtet!

Im nächsten Kapitel lernen wir aus der Sicht des Natya Shastra, was die wesentlichen Gefühle sind und wie wir sie frei von dem Klesha der Selbstbezogenheit sehen können. Um diese Gefühle zu erkennen, sind die vier Schritte, die wir eben erläutert haben, wiederum wichtig:

1. Erkennen, wie ein wesentliches Gefühl durch ein flüchtiges, ›wanderndes‹, begleitendes Gefühl verdeckt wird, so dass wir gar nicht wissen, was wir fühlen und welches Gefühl der Ausgangspunkt war.
2. Was ist die Wurzel eines wesentlichen Gefühls? Woher kommt es?
3. Was für ein Ziel ist mit diesem Gefühl anzusteuern? Was will es erreichen?
4. Welche Schritte bringen mich diesem Ziel näher?

Natya Shastra schenkt uns Einsichten ins Fühlen und zeichnet den Weg aus der verwirrenden Vielfalt der Gefühle in eben diesen vier Schritten. Es betrachtet Gefühle meditativ. Meditation findet die Leere in der Fülle, aber die Fülle ist in der Leere bewahrt. Meditation ist der Pfad, der den Geist von den störenden Einflüssen der Vorgänge, die sich zu Kleshas formen, befreit. Die Erkenntnisse des Natya Shastra zeigen den Weg, der die wesentlichen Gefühle von den unwesentlichen Begleitempfindungen, die durch die Selbstbezogenheit auftauchen, wie die Spreu vom Weizen trennt.

»Stille Meditation hilft, tief sitzende Veranlagungen aufzulösen.« Yoga Sutra II. 11

Anregung zum Reflektieren

Wenn wir meditieren, um stressfrei zu werden, dann machen wir aus der Meditation eine Therapie, wobei wir ihr Ziel verfehlen. Wenn wir meditieren, um wirklich frei zu werden und um Erfüllung zu finden, dann werden wir auch stressfrei. Hierfür ist wichtig, die Gefühle in ihrer Vielfalt wirken zu lassen und sie dabei zu betrachten. Dies kann man in der Stille oder im Alltag üben. Es geht nicht darum, angenehme Dinge sorgfältig aufzubewahren und Störendes unter Verschluss zu halten, in der Tiefe zu begraben oder weit von uns zu weisen. Meditation kann nicht entstehen, wenn wir angenehme Gefühle und Gedanken hervorheben und störende Gedanken und Gefühle unterdrücken. Das Angenehme wie das Störende – als Tatsachen betrachtet – kann zu Kleshas führen. Es geht darum, den richtigen Umgang mit den Tatsachen des Lebens zu finden, also das Störende wie das Angenehme gleichermaßen zu betrachten und sich nicht zu stark mit ihnen beiden zu verbinden, sondern sie vorbeiziehen zu lassen und zu durchschauen. So können sie nicht das Netzwerk ihrer Verfänglichkeit über uns werfen. Das Geheimnis dieser Betrachtung ist der stille Genuss: Betrachter bleiben und wertfrei, das heißt ohne zu urteilen, betrachten. Ohne Angst, unser Selbstbild zu verlieren, das sowieso veränderlich ist, die Regungen im Inneren zu betrachten schenkt uns die Anbindung an das Innerste, was im Yoga Sutra als *Drashta*, das Unvergängliche, bezeichnet wird.

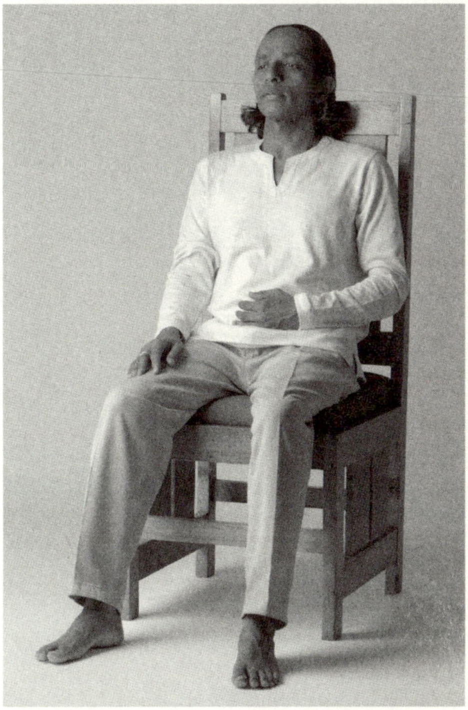

Fünftes Kapitel

Das Genießen von acht Zuständen

»Genießen wir eine Speise, dann schmecken wir ihre Essenz und nicht die einzelnen Gewürze, genauso genießen wir ein wesentliches Gefühl und nicht die einzelnen Empfindungen in ihm. Doch gibt es kein wesentliches Gefühl ohne die individuellen Empfindungen und keine individuellen Empfindungen ohne das wesentliche Gefühl.« Natya Shastra V. 34–38

Die Gefühle von Liebe, Wut, Mut und Ekel hat es von Anbeginn der Menschheit gegeben und wird es auch in Zukunft geben. Selbst wenn die Menschen ausgestorben sind, werden die Götter diese weiter genießen. Sie sind die vier ursprünglichen Gefühlszustände. Aus ihnen entwickelten sich weitere vier. Das Betrachten und Genießen von Liebe führt zu Heiterkeit, im Umfeld des Wütenden entsteht Mitempfinden, beobachten wir den unübertrefflichen Mut von Menschen, entsteht Erstaunen, und erblicken und riechen wir Ekelhaftes, so kann Angst zum Vorschein kommen.

Die acht Gefühlszustände verbinden uns mit dem Göttlichen, denn jedes der acht Gefühle repräsentiert eine unterschiedliche Gottheit. Sie stehen jeweils für einen Musikton, einen Edelstein und eine Farbe. In der Lehrschrift Natya Shastra wird gesagt, dass gefühlvolles Tanzen der kürzeste Weg zur Erleuchtung ist.

Können wir unserem Gefühlsleben eine Ausrichtung geben oder bestimmt es über uns?

Wenn wir die Gefühle aus der Position eines Zuschauers betrachten, können wir über sie nachsinnen und in ihnen ihr Wesen, ihre Bhavas, erkennen. Dann genießen wir sie in ihrer Essenz, ohne von ihnen berührt zu sein.

»Das sehende Selbst, der innere, unsterbliche Kern im Menschen, bleibt unberührt vom Geschehen der Gefühle und Gedanken, wodurch es sich selbst in ihnen reflektiert sieht.« Yoga Sutra IV. 22

Die acht Gefühlszustände bilden einen Kreislauf zwischen der Außen- und unserer Innenwelt. Wenn wir im Kreislauf eingeschlossen sind, befinden wir uns in *Bogha*, dem Genuss als Verwicklung. Erst wenn wir zum Betrachter werden und den Kreislauf als solchen wahrnehmen, können wir über die acht Gefühlszustände reflektieren. Das setzt einen Zustand voraus, von dem aus wir betrachten können – *Shanta* – Frieden. Hier ist das Gemüt ausgeglichen, frei von Empfindungen und gleicht einer weißen Leinwand, auf der die farbigen Gefühlszustände erscheinen können. Im Zustand von Shanta können wir gleichzeitig die Anbindung an unseren unbeeinflussbaren, ewig friedlichen Kern genießen.

»Selbsterkenntnis stellt sich nicht ein, solange die Meditation von einem äußeren Thema abhängt und die Einsicht sich als Reaktion mit dem Äußeren vermischt.« Yoga Sutra III. 35

Die indische Kunst ist eine Meditation über die acht Bhavas, die einzelnen Gefühlszustände, aus der Sichtweise von Shanta. Bei der Betrachtung der dargestellten emotionalen Zustände auf der Bühne kann im Betrachter eine ›innere Glocke‹ läuten, durch die er an eigene Zustände erinnert wird, in deren Kreislauf er einst selbst gefangen war. Hier jedoch ist er befreit und nicht in ihnen gefangen. Als Zuschauer kann er diese Zustände als Essenz (Rasa), ohne an ihre Zeit oder ihren Raum gebunden zu sein, losgelöst von sich genießen und erkennen. Deshalb ist Natya (Tanz) Meditation. Beim genussvollen Betrachten wird das ewige Wesen der Gefühle offenbar. In den vedischen Schriften wird gesagt, dass Gott im Genuss zu finden sei *(»Raso vai saha« – Taittiriya Upanishad).* Das Betrachten der acht wesentlichen Gefühle führt zur Selbsterkenntnis und offenbart das Wesen von Kama, Artha und Dharma. Wenn das Innerste, die Seele, einer weißen Leinwand gleicht, die Gedanken und Gefühle über sich hinwegziehen lässt und sich in ihnen spiegelt, kann es sich selbst erkennen.

> *»Wenn die klare Wahrnehmung ohne Begierden Erkenntnis hervorbringt, die zu jeder Zeit zwischen Wirklichkeit und Schein unterscheiden kann, dann wird Samadhi, die Erleuchtung, wie aus der gefüllten Regenwolke auf den Erkennenden herunterregnen.«* Yoga Sutra IV. 29

Im Natya Shastra werden die acht Gefühle als wesentliche, überindividuelle Zustände detailliert beschrieben. Sie haben jeweils eine grundlegende Ursache für ihre Entstehung und verschiedene Bhavas als Wesenskerne, die die Bhavanas der Yogaphilosophie enthalten. Die Gefühlszustände kennen eine Ausrichtung als Ziel, das sie erreichen möchten. Sie haben kontrollierbare sowie unkontrollierbare Auswirkungen auf Körper und Geist und enthalten in sich viele unterschiedliche Empfindungen, vergleichbar mit den Gewürzen in einer Speise, die sich zur Essenz verbunden haben – Rasa.

Die acht Gefühlszustände entstehen aus Tatsachen, deren Wurzeln nichts mit unseren individuellen Gegebenheiten zu tun haben. So entsteht beispielsweise die Liebe aus der Dualität im Kosmos, gleich der gegenpoligen Anziehung von Magneten. Wir werden in diese Vorgänge hineingezogen, wenn wir auf jemanden treffen, der unseren Gegenpart darstellt. Dann entsteht in uns ein bleibendes Bhava, ein beständiges Gefühl der Angezogenheit. Unser Angezogensein hat auch von uns lenkbare Auswirkungen auf uns selbst: Wir verwenden Zeit und Anstrengungen darauf, uns für den anderen attraktiv zu machen, wir entwickeln Liebreiz und Anmut. Wir erröten aber auch und schwitzen vor Aufregung, ohne dass wir diese Vorgänge steuern können. Unsere Gedanken werden überaus aktiv, und wir durchleben eine Fülle gegensätzlicher Empfindungen. Es kann passieren, dass wir aus Liebeskummer krank werden oder stolz und wütend. Wir dürfen hierbei aber niemals vergessen, dass die Ursache für diese Zustände eben dieser Liebeskummer ist. Unsere Wut oder unser Schmerz existieren nur, weil es uns noch nicht gelungen ist, das Objekt unserer Liebe zu genießen. So hat jedes wesentliche Gefühl ein ihm innewohnendes Dharma oder, anders gesprochen, eine Ausrichtung, die es erfüllen möchte.

Die Verwirrungen von vorübergehenden Empfindungen und essenziellen Gefühlen

Gefühle können für uns problematisch werden, wenn wir sprichwörtlich den Wald vor lauter Bäumen nicht mehr sehen, das heißt, wenn wir das wesentliche Gefühl nicht von den darin enthaltenen Empfindungen unterscheiden können. Wir nennen Überheblichkeit Mut, betrachten Begehren als Liebe, verwechseln enttäuschte Zustände mit Wut oder übertünchen mit aufgesetzter Gleichgültigkeit eine ablehnende Haltung. Wir erkennen nicht mehr, dass Eifersucht eine Empfindung ist, die durch die Liebe lebt. Es kann quälend sein, wenn sie Tag und Nacht an uns nagt und wir meinen, sie sei das wesentliche Gefühl, und dabei völlig vergessen, dass wir uns im Zustand der Liebe befinden.

Einen essenziellen Gefühlszustand, das Bhava, als kontinuierlichen Zustand zu erhalten und ihn von sich wandelnden und untergeordneten Empfindungen zu unterscheiden führt zur Klarheit. Maitri-Bhavana aus der Philosophie des Yoga ist dem Bhava der Angezogenheit von Schönem, das dem Gefühlszustand der Liebe innewohnt, gleichzusetzen. Karuna-Bhavana ist dem besorgten Anteilnehmen des Gefühlszustands Karuna (Mitempfinden) gleich. Mudita-Bhavana gleicht dem Gefühlszustand des Mutes und Upeksha-Bhavana dem Abscheuempfinden des Gefühlszustands Ekel.

Shanta ist der neunte Gefühlszustand und zugleich die Basis, auf der wir die anderen Zustände wahrnehmen können. Im Natya Shastra hat Shanta deshalb eine besondere Stellung gegenüber den anderen acht Essenzen (Rasas).

Friede als Grundlage aller Gefühlszustände

Im Umfeld des friedvollen ausgeglichenen Zustands von Shanta können Empfindungen wie Selbstzufriedenheit, Unbeweglichkeit und Gleichgültigkeit vorbeiziehen. Sie tauchen im Meer des Friedens wie Wellen auf und verebben wieder. Der weise Mensch, der sich von den Wellen nicht mitreißen lässt, durchschaut die auftauchenden Empfindungen und ordnet sie richtig ein, bleibt aber dabei, seinen wesentlichen Gefühlszustand zu wahren.

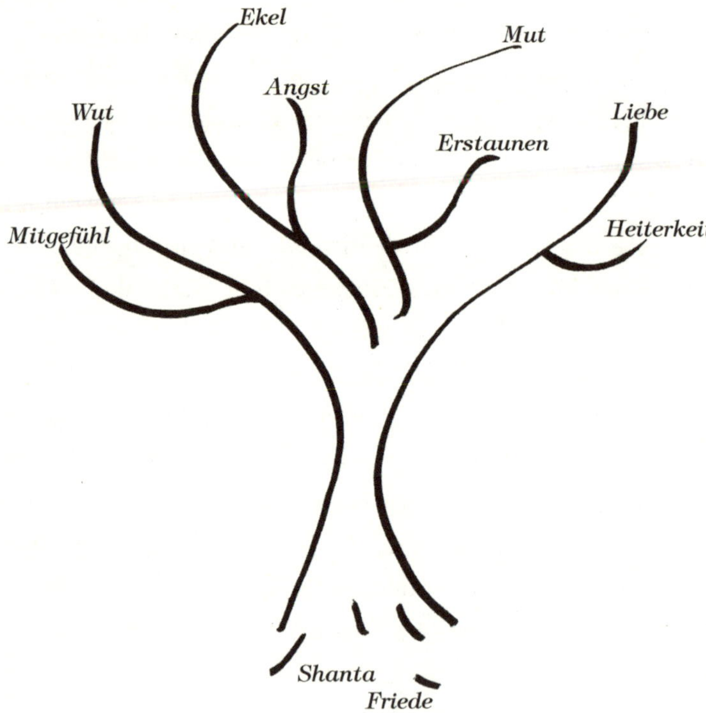

Die bleibende Stimmung bei Shanta – Frieden – ist die Gemütsruhe, die deutlich merkbare Auswirkungen auf den Menschen hat: Seine Konzentrationsfähigkeit wird erhöht, seine Sinne agieren nicht zerstreut, er hat Mitempfinden entwickelt und besitzt die Fähigkeit, abstrakt zu denken und sich schwierige Themen zu erschließen. Shanta kann bei der Meditation, der Betrachtung der Künste oder der Natur entstehen. Jeder Gefühlszustand kann aber auch durch äußere Einflüsse unterstützt und gesteigert werden. Bei Shanta ist dies die Begegnung mit Men-

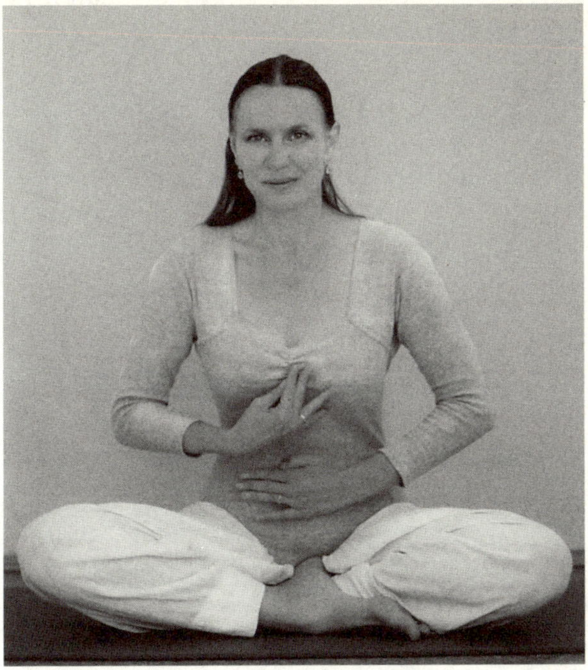

Gemütsruhe ist ein beständiges Gefühl bei Frieden

schen, die diesen Zustand in sich verwirklicht haben – mit Weisen, Heiligen und großen Lehrern. Die Wurzel von Friede ist die Erkenntnis über die Vergänglichkeit.

Folgendes lässt sich aus der Lehre des Natya Shastra zusammenfassen: Ein Gefühlszustand basiert auf einem wesenhaften Gefühl *(Sthayibhava, bleibendes Gefühl)*. Er entwickelt sich aufgrund einer anspornenden allgemeingültigen Tatsache des Lebens *(Alambana-vibhava, Wurzel)* und unterstützt uns auf seine ihm eigene Weise bei der Erfüllung eines menschlichen Ziels *(Artha, Ziel)*. Während sich ein solcher Gefühlszustand in uns vertieft, entstehen viele kurzweilige Gefühle *(Sancaribhava, ›wandernde‹, begleitende Empfindungen)*, denen wir keine große Beachtung schenken sollten, wenn wir den Sinn der Gefühlszustände und damit den Sinn des Gefühls in Erfüllung bringen wollen. Der Gefühlszustand in uns kann an seinen Auswirkungen *(Anubhava, Merkmale)* erkannt werden oder ein bestimmter, für uns wünschenswerter Gefühlszustand kann durch äußere Gegebenheiten inspiriert werden *(Uddipana-vibhava, äußere anregende Situation)*.

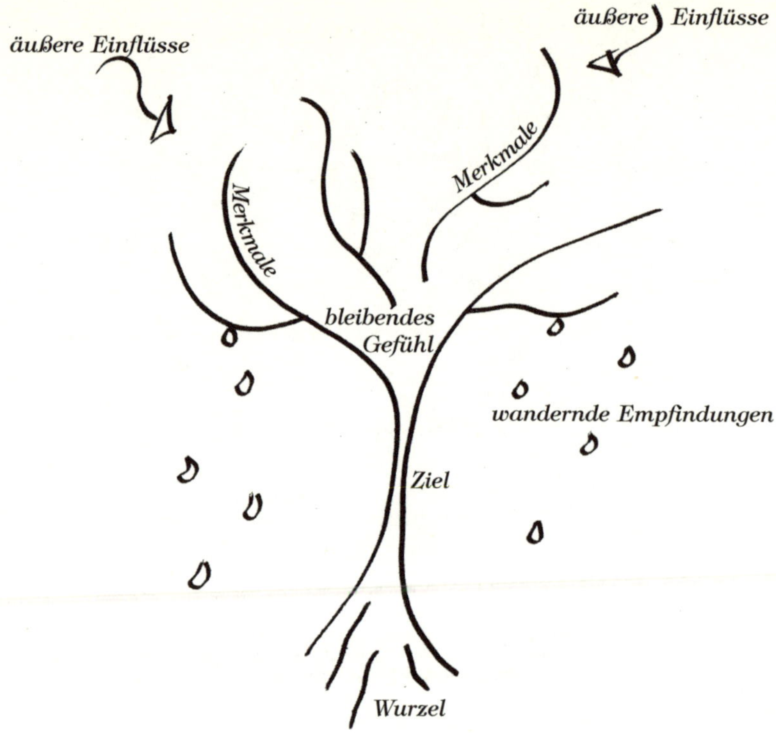

Anregung zum Reflektieren

Tänzerin und Zuschauer bilden in der Urphilosophie *(Samkhya)*, aus der sich Yoga entwickelte, eine miteinander verquickte, philosophisch beispielhafte Zweiheit. Die Tänzerin versinnbildlicht das vergängliche Selbst, das seine Bewegungen fortwährend darstellt, und der Zuschauer das unvergängliche Selbst, das dieser Schau beiwohnt und mit ihr verbunden ist. Die Zusammenkunft beider wiederholt sich, bis es zum Höhepunkt kommt, bei dem sich für beide jeweils eine tief greifende Erkenntnis durchsetzt: »Es wurde vollkommen gesehen«, »ich habe es vollkommen gesehen!« Das Darstellen und das Zuschauen haben dann ihren Sinn erfüllt. Die Beziehung zwischen Tänzerin und Zuschauer ist eine Metapher für die Beziehung unseres unvergänglichen Selbst zur sich wandelnden Welt in und um uns herum. Dadurch betrachten wir die Realität distanziert von uns wie ein Bühnenspektakel als schöpferisches Spiel *(Lila)* der göttlichen Kraft.

Leitfaden durch die Gefühle

I. Liebe als Shringara-Rasa – Beobachtungen über den Bann der Anziehung

»Durch die Blumen der verschiedenen Jahreszeiten, durch die Feinheit der Kleidung und der gewählten Ornamente, durch Haartracht und Körperbemalungen, durch die Freude an der Verbindung mit Menschen, die wir lieben, durch Musik, durch Poesie und durch die Vergnügungen, die Spaziergänge in angelegten Gärten entstehen lassen, wird die Stimmung für Shringara geboren.«
Natya Shastra VI. 46–76

Shringara ist die erotische Liebe. Beim Genießen verbindet und verschmilzt der oder die Liebende mit dem Objekt der Anziehung und bringt dabei Kama, den Liebestrieb, der die Verschmelzung mit dem Objekt des Begehrens sucht, zu Moksha, der Befreiung. Raga, das Verlangen, verliert sich letztlich in der Hingabe. Deshalb ist Shringara eine Metapher für die Meditation. Maitri, die liebevolle Zugewandtheit allen Lebewesen gegenüber, ist das Bhavana, welches der Liebe innewohnt.

»Die Erkenntnisse über ein Thema entfalten sich schrittweise. Erst wird das gewählte Thema durch die ihm eigentümlichen Einzelheiten erkannt, dann allmählich in der Tiefe seiner Ganzheit. Diesem Erkenntnisstadium folgt der innere Glückszustand und die Vereinigung mit dem Thema, so dass es vollkommen erfasst wird.« Yoga Sutra I. 17

Shringara entsteht durch unser Gespür für die Schönheit in den Dingen. Schönheit fesselt dadurch, dass sie Anziehung bewirkt. Die Sinne werden eingefangen, wenn wir uns in einen anderen Menschen verlieben. Seine oder ihre Schönheit, die Art, wie er oder sie sich benimmt, was er oder sie denkt, werden zum konstanten Thema, das alles andere überstrahlt und in den Schatten stellt. Die Verliebte macht sich schön, ihr Verhalten wird sanfter und ihr Denken richtet sich unablässig auf den Geliebten, damit sie ihr Ziel erreichen kann: Ihn als das Objekt ihrer Anziehung zu genießen.

In der indischen Philosophie, besonders bei den Mystikerinnen und Mystikern, die unzählige Werke der Poesie über die bedingungslose Hingabe als Form der Liebe *(Bhakti)* verfasst haben, werden alle Menschen als Frauen gesehen und Gott Krishna als männlich. So entsteht das Shringara-Bhakti als erotische Anziehung zu Gott, mit dem die menschliche Seele sich liebend vereinigen will, um in der Hingabe die Verbindung mit ihrem göttlichen Ursprung zu erfahren. Deshalb ist Shringara Teil des meditativen Gefühls, in dem der Liebende als weiblich und der Geliebte als männlich angesehen werden.

Um das Wesen der erotischen Liebe zu erkennen und zu verstehen, ist es wichtig, die Wurzel, aus der der Zustand entsteht, zu ergründen. Ebenso muss erkannt werden, auf welches Ziel er hinstrebt, und das bleibende Gefühl, das diesen Zustand erhält, bis sein Ziel erreicht ist, sollte von den vielen vorübergehenden Empfindungen unterschieden werden.

Warum verlieben sich Menschen ineinander? Ihre Anziehung besteht aus ihrer Gegensätzlichkeit. So ist die Dualität die *Wurzel* der Liebe. Das *Ziel* der Liebe ist,

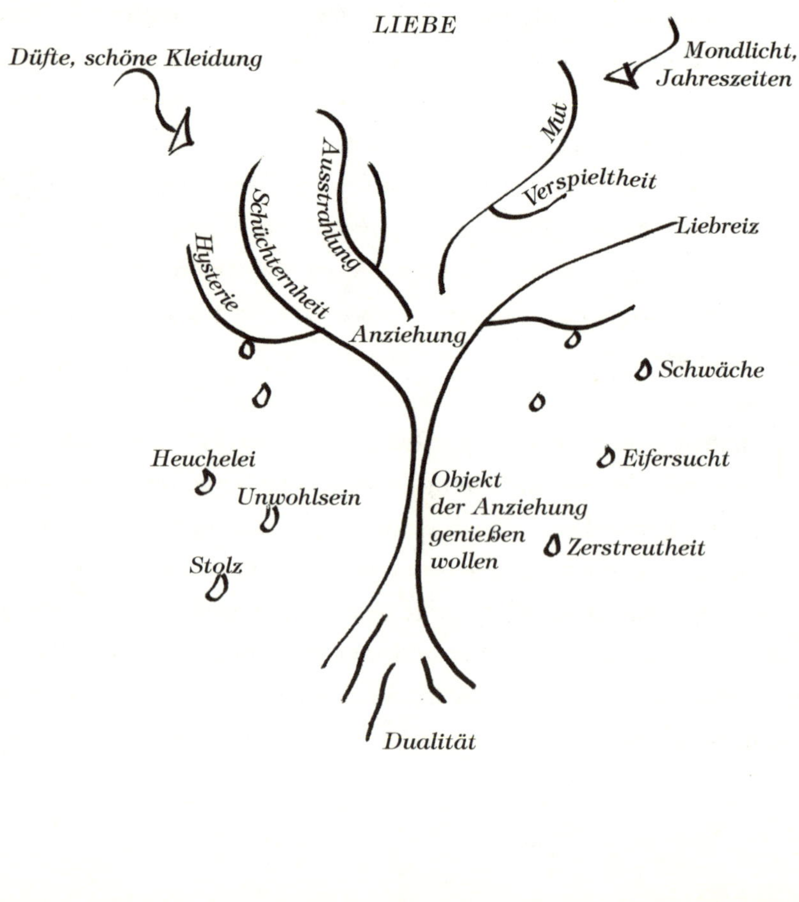

das Objekt der Anziehung zu genießen. Das *bleibende Gefühl* der Liebe ist die ständige Anziehung. Allein dieser bleibende Zustand ermöglicht Verliebten, ihr Ziel im Auge zu behalten und die Gegensätzlichkeit, die immer wieder neue Anziehung auslöst, da sie überwunden werden will, besser erkennen zu können. Liebende nehmen sich in ihrer Unterschiedlichkeit wahr und streben danach, diese zur Einheit zu verschmelzen.

Natya Shastra erwähnt 32 Empfindungen, die den Zustand der Liebe umkreisen. Schwäche, Eifersucht, Rausch, Angst, Zerstreutheit, Stolz, Unwohlsein, Ungeduld, Heuchelei, Wahnsinn, Schwerfälligkeit, Unbeständigkeit oder Träumerei sind einige der *begleitenden* oder *wandernden Empfindungen*, die im Umfeld der Liebe auftreten. Diese ›emotionalen Nebenprodukte‹ entstehen aus dem Lieben. Eifersucht ist ein solches starkes Nebenprodukt der Liebe. Wenn wir aus Milch Butter herstellen, haben wir Quark, Yoghurt und Molke als Nebenprodukte, sie existieren ebenso wie die Butter, obwohl wir nur diese wollten.

Die *begleitenden* oder *wandernden Gefühle* wirken und entstehen einzig im Zusammenhang mit dem Ziel der Liebe. Zweifel kann seine Ursache in einer Liebe haben, die ihr Ziel noch nicht erreicht hat. Schwermut kann aus Liebe entstehen, wenn die Trennung vom Geliebten zu lang ist. Eifersucht wandert in den Köpfen der Verliebten, die die Einheit noch nicht erlangt haben, so selbstverständlich herum, dass sie vergessen macht, die süße Butter zu genießen, weil sie von der sauren Molke abgehalten werden. Beginnt die Eifersucht zu dominieren, kann sie das Ziel, den Geliebten genießen zu wollen, verdrängen. Wenn den *begleitenden, wandernden Gefühlen* zu viel Beachtung geschenkt wird, wird das *bleibende Gefühl*, die Anziehung, vergessen und das *Ziel*, die Vereinigung, wird aus den Augen verloren. Vor allem dürfen diese *wandernden Gefühle* nicht Objekte des Nachsinnens werden, weshalb sie auch kein Thema für die Meditation sind.

Woran kann der Zustand der Liebe erkannt werden? Die *Merkmale* der Verliebtheit sind unterschiedlich: Liebreiz, Mut, Schüchternheit, Hysterie, aufgesetzte Gleichgültigkeit, Verspieltheit, vorgetäuschter Zorn, Mitleid und starke Ausstrahlung usw. Die Liebe kann durch äußere Faktoren hervorgerufen werden wie den Frühling, eine Mondnacht, wohlriechende Düfte, schöne Objekte und glückliche Wesen. Es gibt gewisse äußere Umstände, die das Entstehen der Liebe begünstigen können, so wie beispielsweise die Meditation in der Bergeinsamkeit besser vertieft werden kann als in der Nähe einer lauten Hauptstraße in einer Großstadt.

Alle Gefühlszustände haben körperliche Begleiterscheinungen, die sich nicht kontrollieren lassen. Leider werden viele von ihnen in unserer Gesellschaft unterdrückt. So ist es uns peinlich, aus Liebe zu erröten, zu erblassen, zu schwitzen oder Gänsehaut zu bekommen. Es zeigt die Scheu und die kulturelle Verkrampfung im Umgang mit der Liebe, dass wir unsere Gefühle nicht erkennbar zeigen. Wessen Stimme versagt, wer weint, zittert und in Ohnmacht fällt, ist unter Umständen der Ekstase nah. Diesen letzten großen Zustand zu erreichen bedeutet, die Liebe in ihrem ganzen Ausmaß geschehen zu lassen und unseren Körper von jeder Blockade zu befreien, um zur Hingabe zu gelangen. Folglich ist es wichtig, diese *unkontrollierbaren Äußerungen* von wesentlichen Gefühlszuständen nicht zu unterdrücken und sie ohne Scham zuzulassen.

Der Liebe, Shringara-Rasa, sind die Gottheit Vishnu, der Erhalter, und die Farbe Dunkelblau zugeordnet.

»Das Thema, auf das Fühlen und Denken ausgerichtet sind, kann allmählich so subtil und gleichzeitig allumfassend werden, dass es nicht einmal durch Worte oder Symbole benannt werden kann.« Yoga Sutra I. 45

Anregung zum Reflektieren

So wie bei der Liebe die Vereinigung mit dem Geliebten höchster Genuss ist, ist in der Meditation die Vereinigung mit dem Thema höchste Erfüllung. Das Objekt der Liebenden ist der Geliebte. Offenbart sich in ihm der unsterbliche Wesenskern, dann wird die Liebe zur Hingabe, Bhakti. Im Geliebten das Göttliche zu sehen und im Göttlichen den Geliebten zu sehen ist die Verbindung der profanen und der religiösen Liebe, ist die Zusammenkunft von Leib und Seele, von Vergänglichem und Unvergänglichem. Auf diese Weise wird die Liebe gleichzeitig zur Meditation. Hier ist das Verlangen nach Einheit auf das Höchste gerichtet. Wir dürfen nie vergessen, dass die Vereinigung mit dem Ursprung der Schöpfung uns gewiss ist, weil der Schöpfer seine Schöpfung liebt und sie schon immer Teil von ihm ist. Nur weil wir uns von der Einheit abgespalten sehen, sehnen wir uns danach, diese Dualität zu überwinden. Hier kann uns allein die Liebe – die erotische und zwischenmenschliche wie die geistige Liebe – zum ersehnten Erlebnis der Einheit führen.

Hingabe an ein Ideal ist ein in jedem Menschen tief verankerter Drang. Es ist die liebende Hingabe, die letztlich zur Aufgabe des »Ich« führt. Es ist nicht der Geliebte, also das Objekt, sondern das Gefühl selbst, das erhaben macht. So wie es nicht das Objekt der Meditation, sondern die achtsame Hinwendung des Geistes in der Meditation ist, was uns erhebt. Durch dieses Gefühl wird die ganze Welt in einem Objekt sichtbar. Das bedeutet, dass die persönliche gebundene Liebe einer Liebenden den ewigen Kern im Geliebten erkennt. Ist der Zustand von Bhakti, der mystischen Liebe, vollkommen erreicht, verliert das Objekt seine Bedeutung und die Liebe wird allumfassend. Dann ist der Liebende am Ziel, die Einswerdung und die Überwindung der Dualität sind erreicht.

> *»Wenn der Durst nach bekannten Objekten oder nach Objekten, von denen wir nur gehört haben, versiegt, erlangt das Bewusstsein einen Frieden, aus dem Gleichmut entsteht.«* Yoga Sutra I. 15

Lassen Sie deshalb aus der Zuneigung, die Sie für einen Menschen empfinden, eine Liebe erwachsen, die nicht an die äußere Persönlichkeit dieses Menschen gebunden ist. Lassen Sie aus dieser überpersönlichen Liebe, die Sie nun spüren, Liebe für alle Menschen erwachsen, mit denen Sie im Leben zusammenkommen.

II. Heiterkeit als Hasya-Rasa – Beobachtungen über das Loslassen der Norm

»Durch unpassende Kleidung und merkwürdige Haartracht, durch falsch angebrachte Verzierungen am Körper, durch ungewöhnliches, absonderliches Benehmen in Verbindung mit zusammenhanglosen Worten und verdrehten Gestikulierungen, die zum Lachen bringen, wird die Stimmung von Hasya-Rasa geboren.« Natya Shastra VI. 46–76

Aus dem Genuss an der Liebe entsteht der Zustand der Heiterkeit. Lust an der Lustbarkeit führt zu einer Leichtigkeit, die Dinge einmal auf den Kopf zu stellen, um sich an ihnen zu erheitern. Wir beginnen, die Dinge einmal von einer anderen Seite aus zu betrachten und in Frage zu stellen: Ist das, was wir sehen und wie wir es sehen, die Wahrheit? In manchen Situationen ist Heiterkeit unerlässlich, um nicht zu vergessen, dass vieles in dieser Welt schöner Schein und nicht die endgültige Wahrheit ist. Wenn wir einmal beschwingt das Normale verdrehen, können wir es hinterfragen. Sehen wir unsere Handlungen wie auf dem Spielbrett präsentiert, bei dem der Joker die Trümpfe ersetzt, bekommen wir Abstand zur Oberfläche dieses Lebens voller Illusion.

Die indische Weltanschauung ist geprägt durch Spaß. Die Götterwelt ist oftmals in humorvoller oder grotesker und für die Logik unbegreiflicher Weise dargestellt. Der Gott Ganesha in der Elefantengestalt reitet auf einer Maus, Vishnu schläft immer auf der Schlange, während aus seinem Bauchnabel eine Lotosblüte wächst, in der der Schöpfer Brahma sitzt. In Gebeten werden die Götter mit spöttischen Gesängen und Tänzen herausgefordert. »Ja, was denn nun, habt Ihr Euch in steinerne Skulpturen verwandelt, weil Ihr vom ewigen Gottsein müde geworden seid?«, heißt es in manchen Liedern und Gebeten.

»Nur wenn wir uns intensiv in die Empfindung eines anderen hineinversetzen, ist es möglich, das eigene Verhalten zu betrachten.« Yoga Sutra II. 33

Die *Wurzel*, aus der Heiterkeit entsteht, ist die Abwandlung der Norm. Das Herbeiführen unvorhersehbarer Veränderungen ist das *Ziel*, und das *bleibende Gefühl* ist der Spaß.

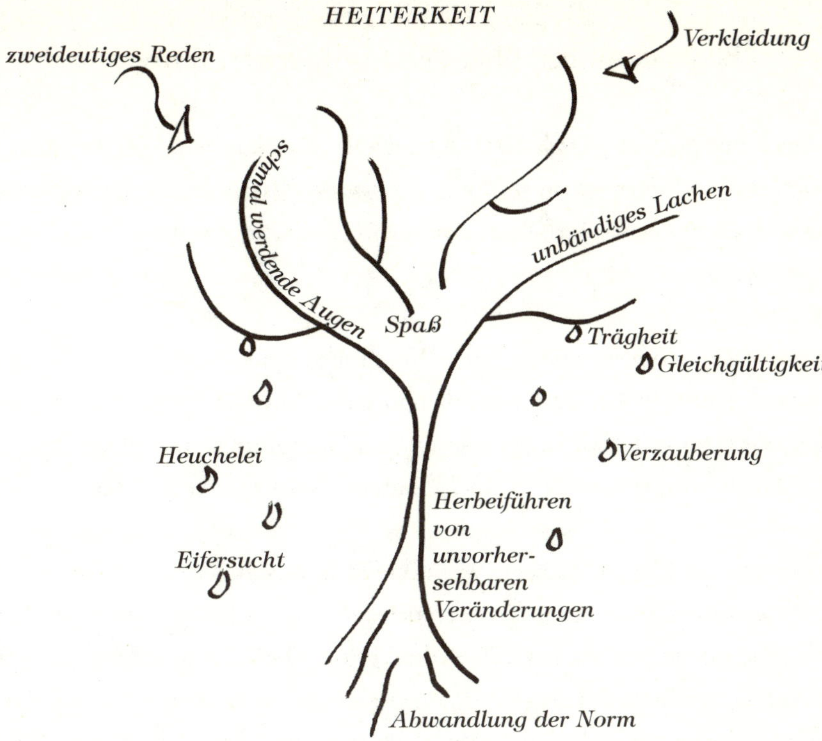

Die *Merkmale* dieses Zustands sind ein unbändiges Lachen, geblähte Nasenflügel, zitternde Augenbrauen und schmal werdende Augen. Die *äußeren anregenden Situationen* für Hasya sind Frechheit, Verkleidung, abnormale Erscheinung oder zweideutiges Reden.

Die *wandernden, begleitenden Gefühle* der Heiterkeit sind Eifersucht, Trägheit, Heuchelei, Gleichgültigkeit, Verzauberung und Müdigkeit. Wer sich etwa in Heuchelei oder Eifersucht hineinsteigert, sollte die Leichtigkeit im Auge behalten und in den Zustand der Heiterkeit zurückfinden.

Der Heiterkeit, Hasya-Rasa, sind die Gottheit Pramatha, der Himmelswächter, und die Farbe Elfenbein zugeordnet.

»Dass etwas in Erscheinung tritt, beweist nicht dessen Wahrheit, sondern lediglich, dass es in wahrnehmbare Nähe gerückt ist und dass es in uns einen Reiz für dessen Wahrnehmung gibt.« Yoga Sutra IV. 17

III. Ekel als Bibhatsa-Rasa – Beobachtungen über den Einfluss der Abneigung

»Durch etwas, das auf Gedanken und Gefühle störend wirkt, in dem es unangenehm erscheint oder das Gemüt durch irrsinnige Gerüche, Berührungen und Geräusche behindert, wird die Stimmung für Bibhatsa geboren«.

Natya Shastra VI. 46–76

Wenn wir Zeuge von Situationen oder Vorgängen sind, die Ekel bei uns auslösen, teilen wir dies mit. Wir sprechen mit leidenschaftlicher Anteilnahme, wie abscheulich dies oder jenes ist. Wir festigen so unseren Standpunkt und finden heraus, was nicht wünschenswert ist, da es nicht zur dualitätsüberwindenden Vereinigung führt.

Ekel steht der Liebe entgegen. Wir können durch die Reflexion über das Ekelhafte ein wichtiges Bhavana in uns hervorrufen – Upeksha-Bhavana, den Zustand der Distanz. Die schrecklichen Taten, die Verlogenheit der Menschen, die gewaltvollen Perversionen – ihnen gegenüber gilt es Abscheu zu empfinden. Genauso sind ungerechte Kriege, der schändliche Umgang mit dem Leben und der Natur Tatsachen, die uns schockieren, so dass wir von ihnen deutlich Abstand nehmen. Mit ekelhaften Dingen wollen wir uns nicht verbinden. Ekel ist nicht zu verwechseln mit der Empfindung von Verachtung oder Abneigung, denn er hat zum Ziel, Täuschungen zu entlarven, damit wir klar wahrnehmen können. Erst wenn der Makel an den Dingen erkannt wird, wird eine Wahrnehmung jenseits der Selbsttäuschung möglich. Wenn wir nichts mehr beschönigen, können wir zum Unerwünschten Abstand gewinnen. Wir vermindern die Ablenkung, wenn wir das Ekelhafte als solches entlarven und uns von ihm distanzieren. So reinigt sich der Geist für die Meditation und für die Liebe.

»Das Wahrnehmen der Objekte dieser Welt, der abstrakten sowie der konkreten, hat die Wirkung, dass es uns abhängig oder auch unabhängig macht.«

Yoga Sutra II. 18

Das Unerwünschte, das sich in unser Wahrnehmungsfeld hineindrängt, ist die *Wurzel*, die Ekel heranwachsen lässt. Das *Ziel* dieses Gefühlszustands ist es, den

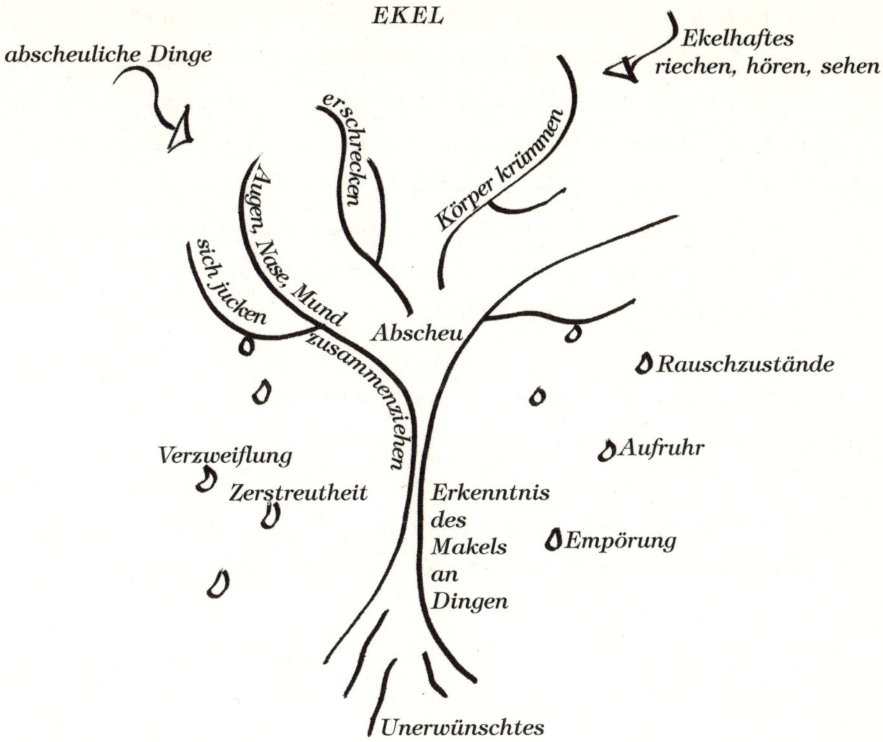

Makel und die Unvollkommenheit an den Dingen zu erkennen, während das *bleibende Gefühl* der ständige Abscheu gegenüber dem Unerwünschten ist.

Die *Merkmale* des Ekels sind, dass wir den Körper krümmen, die Augen zusammenkneifen, die Nase blähen oder den Mund zusammenziehen, dass es uns juckt oder wir erbrechen. Die *äußeren anregenden Situationen* für den Ekel sind das Sehen, Hören und Riechen von Dingen, die in verrottetem oder abscheulichem Zustand sind.

Als körperliche Begleiterscheinungen des Ekels, die nicht steuerbar sind, zittern oder schwitzen wir oder fallen in eine Starre.

Aufruhr, Empörung, krampfhafte Anfälle, Zerstreutheit, Verzweiflung und Rauschzustände sind *wandernde, begleitende Gefühle*, die sich im Umfeld des Ekelzustandes einstellen können. So kann die anfängliche Empörung über eine Gewalttätigkeit uns in eine Stimmung der Hilflosigkeit und Ohnmacht versetzen, anstatt dass wir eine starke Abneigung empfinden und uns vom Geschehen klar und deutlich distanzieren. Wenn im Angesicht des Todes Verzweiflung als *wanderndes, begleitendes Gefühl* eintritt, können wir mit ihrer Unterstützung das *bleibende Gefühl* des Abscheus stärken, ohne der Verzweiflung zu verfallen, und so Ehrfurcht vor dem Leben lernen und mit respektvollem Abstand seine Begrenztheit durchschauen. Allein indem wir das *bleibende Gefühl* des Abscheus, seine *Wurzel* (dass die Dinge mangelhaft sind) und sein *Ziel* (dass wir die Unvollkommenheit nicht ausblenden) im Bewusstsein behalten, werden wir mit den *wandernden, begleitenden Gefühlen* einen guten Umgang finden.

Dem Ekel, Bibhatsa-Rasa, sind die Gottheit Mahakala, Herr über Zeit, und die Farbe Dunkelbraun zugeordnet.

> *»Sich von unerwünschten Dingen zu reinigen führt zu einem Abstand zu äußerlichen Dingen und zur Unberührtheit.«* Yoga Sutra II. 40

IV. Angst als Bhayanaka-Rasa – Beobachtungen über das Nachlassen des Vertrauens

»Durch das Erschauen von Unheimlichem und Begegnungen mit Menschen, die beängstigend wirken, selbst wenn wir nur von ihnen hören, wenn wir in Streitigkeiten geraten, unbewohnte dunkle Wälder oder verlassene Häuser betreten oder aber wenn wir unseren Älteren Unrecht angetan haben, wird die Stimmung von Angst geboren.« Natya Shastra VI. 46-76

Aus dem Üblen, dem Ekel, entsteht die Angst. Wer von der Angst überwältigt wird, dem erscheint alles ausweglos. Deshalb ist es für viele Menschen erstrebenswert, frei von Angst zu werden. Wahre Liebe ist die Abwesenheit von Angst – sie kann auch als Vertrauen bezeichnet werden. Ist Vertrauen verloren gegangen, so bedarf es einer starken Emotion wie der Angst, die uns bewegt, es zu suchen und neu zu finden.

»Die innerste Instanz, das sehende Selbst in uns, kann nur über die Fühl- und Denkfähigkeit wahrnehmen.« Yoga Sutra II. 20

Die *Wurzel* von Angst ist die Unkenntnis, aus der heraus falsch gehandelt wird. Ihr *Ziel* ist, Kenntnis zu erlangen und sich von der Trägheit zu befreien. Das wiederkehrende *bleibende Gefühl* ist das Entsetzen.

Die *Merkmale* des Angstzustandes sind körperliche Verkrampfung, instabile Bewegungen und unruhige Gedanken. Die *äußeren anregenden Situationen* für die Angst sind schreckliche Taten, einsame Wälder, unbewohnte Häuser, große Tiere und die Kenntnisnahme der Schicksalsschläge im Leben anderer Menschen.

Zu den körperlichen Begleiterscheinungen der Angst, die nicht kontrollierbar sind, zählen ein trockener Mund, Schwitzen, Starre der Glieder, Herzklopfen, Tränen, Wechsel der Gesichtsfarbe und Ohnmachtsanfälle.

Die *wandernden, begleitenden Gefühle* sind Verwirrung, Instabilität, Depression, Starre, Gedächtnisverlust, Schwermut, Gleichgültigkeit, Verzweiflung und Todessehnsucht.

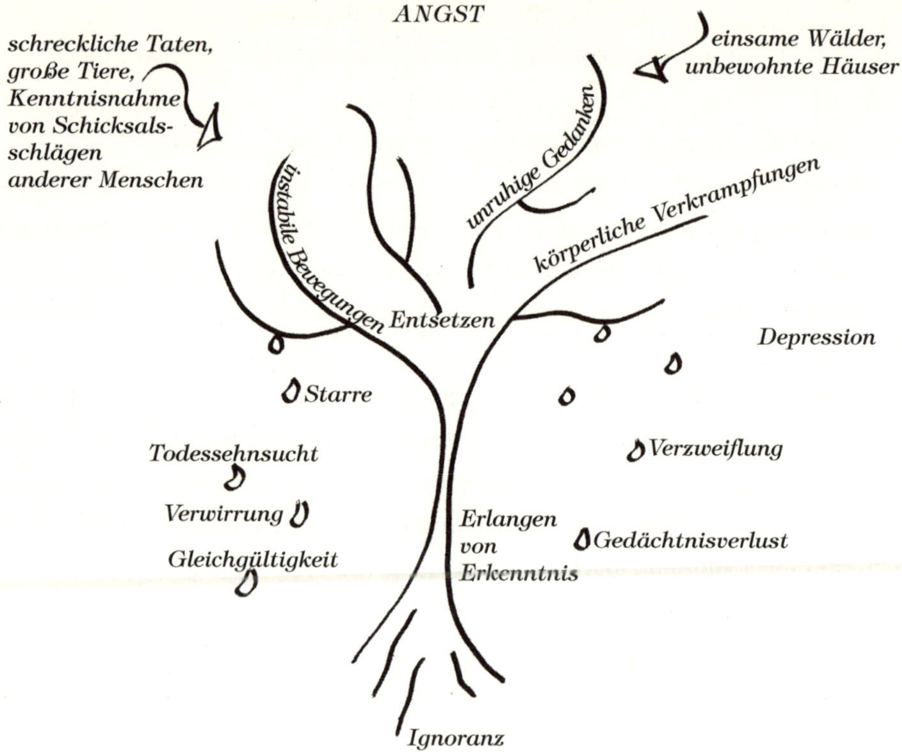

Wenn wir einen Fehler aus Unkenntnis begehen, kann dies leicht zu einer depressiven Stimmung führen. Hier ist es wichtig, das Entsetzen von der überlagernden Schwermut zu lösen, damit wir aus der Trägheit herauskommen und diesen Fehler wiedergutmachen.

Der Angst, Bhayanaka-Rasa, sind die Gottheit Kala, die Zeit, und die Farbe Schwarz zugeordnet.

> *»Die tief sitzenden Veranlagungen in uns lassen sich am leichtesten lösen, während sie im Schlummerzustand sind.«* Yoga Sutra II. 10

V. Zorn als Raudra-Rasa – Beobachtungen über den Energiestrom der Gerechtigkeit

»Durch Gewalttaten in unmittelbarer Umgebung, beim Anblick von Verwundungen durch Kriege und Angriffe, bei Mord und Totschlag, wird die Stimmung des Raudra geboren.« Natya Shastra VI. 46–76.

Zorn verbindet uns mit leidenschaftlichen Regungen, die unseren gesamten Blutkreislauf in Wallung bringen können, aber er weckt auch starke Energien in uns. Er überwindet Hemmungen und Hindernisse und schafft Raum für einen Neubeginn. Zorn ist der Gerechtigkeit verbunden, denn er entsteht aus dem Empfinden für das, was seinen natürlichen Platz verloren hat. Zorn könnte folgen, wenn der Körper durch eine Verletzung aus dem Gleichgewicht geraten ist oder die friedliche Zusammenkunft zweier Menschen gefährdet ist, weil sich einer unserer Auffassung nach unfair benimmt.

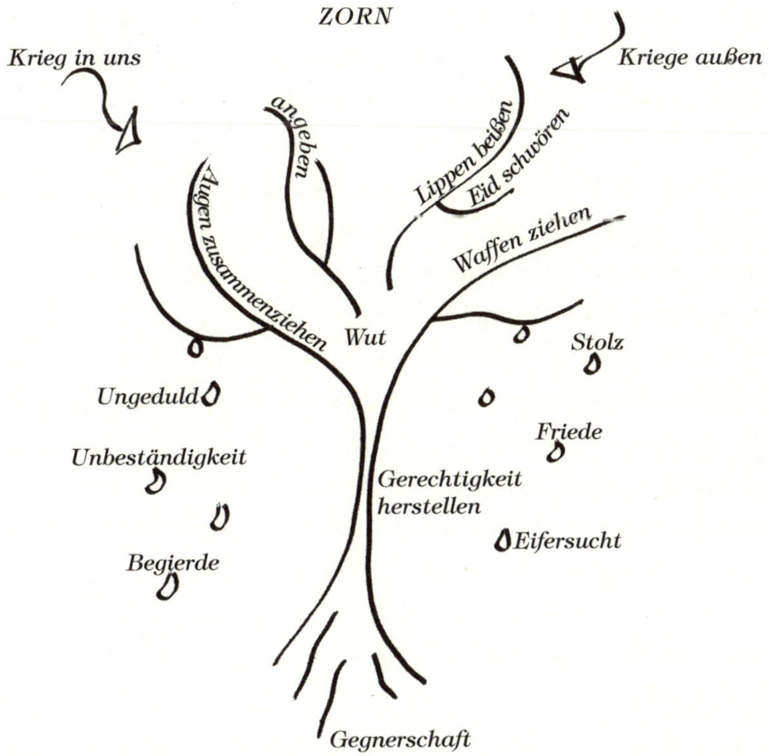

»Körper und Sinne werden vollkommen durch das Verbrennen von Unreinheiten.« Yoga Sutra II. 43

Die *Wurzel* des Zorns liegt in der Erkenntnis, dass es Gegnerschaften gibt, und das *Ziel* ist die Empörung über die Ungerechtigkeit, um Gerechtigkeit herstellen zu helfen. Das *bleibende Gefühl* ist Wut gegenüber der Ungerechtigkeit.

Die *Merkmale*, an denen wir den Zorn erkennen, sind, dass wir Waffen ziehen, die Augen zusammenziehen, angeben, uns auf die Lippen beißen, die Arme schlagen, auf den Boden stampfen oder Eide schwören. Die *äußere anregende Situation* für den Zorn kann ein Krieg sein, der in einem Land, um uns herum, aber auch in uns tobt.

Wir zittern, erröten, schwitzen oder es stehen uns die Haare zu Berge, wenn wir Wut empfinden.

Zu den *wandernden, begleitenden Gefühlen*, die den Gefühlszustand der Wut umkreisen, gehören Friede, Stolz, Eifersucht, Begierde, Unbeständigkeit, Ungeduld, Rausch und Aufruhr. Wut als ständiges Gefühl ist notwendig, um den Angriff eines Gegners im Auge zu behalten. Wenn wir Zorn ignorieren und die aufbrausende Wut mit den *friedlichen wandernden Gefühlen* überschatten, lenken wir uns ab vom Angriff, verdrängen die starke Energie, die in uns hochschnellt, so dass sich in uns Frustration breit macht. Räumen wir dagegen einem *wandernden Gefühl* wie der Ungeduld zu viel Gewicht ein, so werden wir unfähig, uns für die Gerechtigkeit einzusetzen. Deshalb gilt es auch hier, die *wandernden Gefühle* als solche zu erkennen, das *bleibende Gefühl* nicht abzuschwächen und die *Wurzel* sowie das *Ziel* des Gefühlszustandes im Auge zu behalten.

Wut kann sich gegen Eltern richten, damit wir uns von ihnen lösen, gegen das Kind, weil wir es erziehen wollen, gegen Freunde, um die Wahrheit zu finden, und gegen Feinde, um uns zu schützen. Wut, wenn sie bezüglich Ursache und Ziel am Platz ist, kann uns die nötige Tatkraft verleihen, Probleme zu verhindern, bevor sie groß werden. Nur wer die Wut kennt und erlebt hat, wird zum Mitempfinden fähig.

Dem Zorn, Raudra–Rasa, sind die Gottheit Shiva, der Zerstörer, und die Farbe Rot zugeordnet.

»Das Involviert-Werden mit der Welt der Dinge hat letztlich zum Ziel, dass wir zwischen Sein und Schein unterscheiden lernen.« Yoga Sutra II. 23

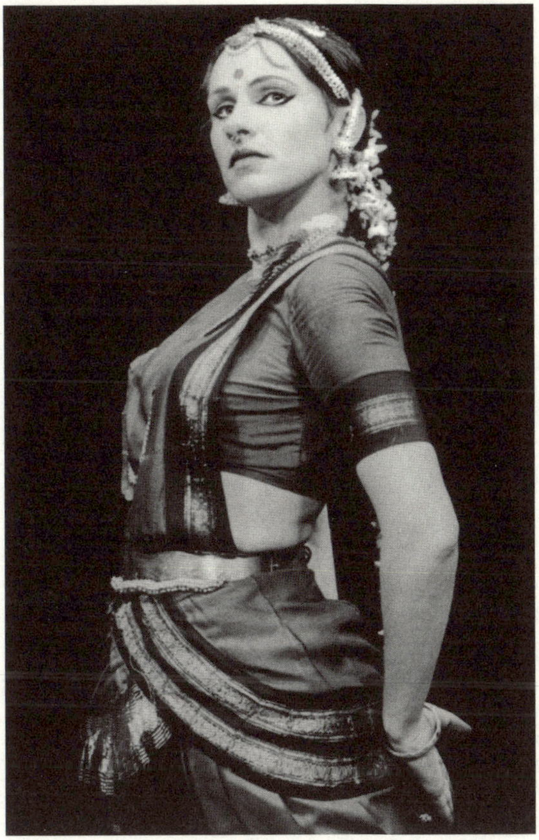

Arroganz ist ein wanderndes Gefühl von Zorn

VI. Mitempfinden als Karuna-Rasa – Beobachtungen über das Leiden, das Mitgefühl schafft

»Durch den Verlust von geliebten Wesen, dadurch dass uns Unfreundliches zu Ohren kommt, und durch die Trauer und den Tod der uns verbundenen Wesen wird die Stimmung von Karuna geboren.« Natya Shastra VI. 46–76

Wir können durch die Reflexion über die Wut ein wichtiges Bhavana in uns hervorrufen – Karuna-Bhavana, den Zustand des Mitempfindens, denn aus Wut entsteht Mitgefühl. Das Mitempfinden ist Ausdruck einer tief gefühlten Verbundenheit in der Liebe, die Anteil am anderen und dessen Sorgen nimmt. Während die erotische Liebe Genuss und Vereinigung will, erfüllt diese Liebe sich in der Selbstaufgabe für den anderen. Die Mitfühlende will helfen, dem anderen zu Diensten stehen, ihn trösten und umsorgen. Karuna ist der Zustand des Karuna-Bhavana. Mitempfinden äußert sich darin, dass wir bereit sind, uns aufzuopfern, wenn wir dem Leid eines anderen Menschen begegnen. Ohne aufgebracht zu sein, ohne der Verzweiflung zu verfallen oder hilflos zu reagieren, setzen wir diese Kraft auch dafür ein, dem Leid zuvorzukommen. Erst durch diese Erfahrung und Weisheit wird das meditative Betrachten weiter wachsen können.

»Der Weise nimmt das Leiden an, denn durch alles kann Leiden entstehen, und begegnet dem Leid, indem er sich bemüht, ihm vorzubeugen.«
Yoga Sutra II. 15 und 16

Das Mitempfinden hat als *Wurzel* die Kenntnisnahme von Schmerz. Sein *Ziel* ist die Leidensfähigkeit, sein *bleibendes Gefühl* ist der Kummer oder die Fürsorglichkeit.

Die *Merkmale* des Gefühlszustands Mitempfinden sind Gedächtnisverlust, stöhnen, klagen, schwer atmen und sterben. Die Schmerzen der anderen, Trennung, Verlust und Verlangen sind die *äußeren anregenden Situationen* für das Mitempfinden.

Die *wandernden, begleitenden Gefühle* sind Schlaflosigkeit, Nachdenklichkeit, Besorgnis, Trägheit, Erstarrung, Zerstreutheit, Angst, Schwäche, Gleichgültigkeit, Verzweiflung, Wahnsinn und Krankheit.

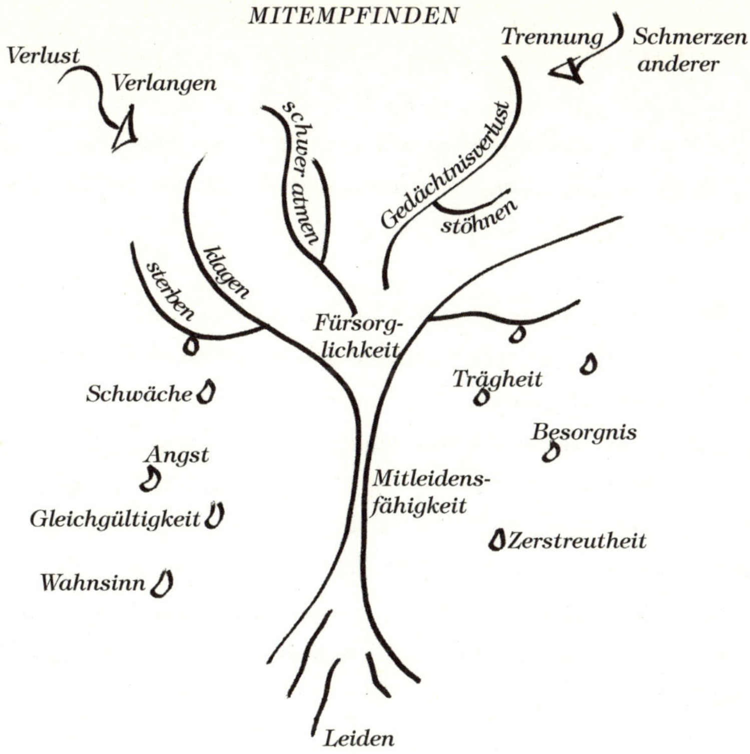

Die Schmerzen eines anderen Menschen können in uns ein *wanderndes, begleitendes Gefühl* von Besorgtheit hervorrufen und uns dazu verleiten, dass wir aggressiv auf die- oder denjenigen reagieren, der es verursacht hat, wo wir uns doch dem Leidenden einfühlsam zuwenden sollten. Jeder Versuch, sei es durch Gleichgültigkeit, Krankheit, Zerstreutheit oder ein sonstiges *wanderndes Gefühl*, dem Leiden zu entkommen, wird scheitern. Denn das Leiden ist eine Realität, die letztlich nur durch die Leidensfähigkeit gemindert werden kann.

Dem Mitempfinden, Karuna-Rasa, ist die Gottheit Yama, der Todesgott, und die Farbe Taubengrau zugeordnet.

> *»Um denjenigen, der konsequent in allen Situationen des Lebens die Aggressivität überwindet, bildet sich eine Insel der Friedfertigkeit.«* Yoga Sutra II. 35

VII. Mut als Vira-Rasa – Beobachtungen über die Tatkraft aus Erhabenheit

»Durch den Anblick einer energiegeladenen, sehr entschlossenen, unbeeinflussbaren Person, die sich weder überraschen noch beirren lässt, wird die Stimmung für Vira geboren.« Natya Shastra VI. 46–76

Mut ist nicht nur der Gefühlszustand von Kämpfern und Kriegern, sondern auch von Künstlern, Hellsehern und Heiligen. Er ist die Voraussetzung dafür, dass wir eine »gute« Mutter oder ein »fähiger« Vater sind. Dies heißt, dass alle Menschen, die eine positive, kreative und entwicklungsfähige Einstellung zum Leben gewählt haben, Mut brauchen. Der Zustand des Muts führt an die Grenzen und macht es möglich, sie zu überschreiten. Ein Vorantreiben jeder Art von Entwicklung bedingt Mut. Ebenso wie Mut notwendig ist, um lieben zu können, ist er auf dem Weg in die Meditation notwendig, denn er gibt die Unbeirrbarkeit, die wichtigen Schritte nacheinander zu tun. Dieser Zustand entspricht dem Mudita-Bhavana aus dem Yoga.

»Beharrlichkeit entsteht, wenn Gefühle und Gedanken auf ein Thema ausgerichtet bleiben.« Yoga Sutra I. 13

Die *Wurzel*, die Mut ins Leben ruft, ist etwas, was vor einem liegt, das es zu durchdringen, zu erobern oder zu verstehen gilt. Mut hat das Erlangen des Überdurchschnittlichen zum *Ziel*. Das *bleibende Gefühl* bei Mut ist Energie.

Die Auswirkungen des Mutes, die zu seinem *Merkmal* werden, sind Opferbereitschaft, Standhaftigkeit, Hilfsbereitschaft, Kühnheit, Meisterschaft und Stärke. Taktgefühl, Geschicklichkeit und Anstrengung sind die *äußeren anregenden Situationen*, die den Mut hervorrufen.

Einige *wandernde, begleitende Gefühle* des Mutes sind Neid, Zufriedenheit, Eifer, Entrüstung, Rausch, Freundlichkeit, Ungeduld, Stolz, Wut, Aufruhr und Nachdenklichkeit. Wut ist manchmal lediglich ein *wanderndes Gefühl* des Mutes. Sie verschleiert das Ziel, das wir mutig anstreben, und hemmt die Kraft, die wir brauchen, um ein Hindernis zu überwinden. Zufriedenheit lässt uns ein hohes erreichbares Ziel aus den Augen verlieren, wenn wir uns zu sehr von ihr ablenken

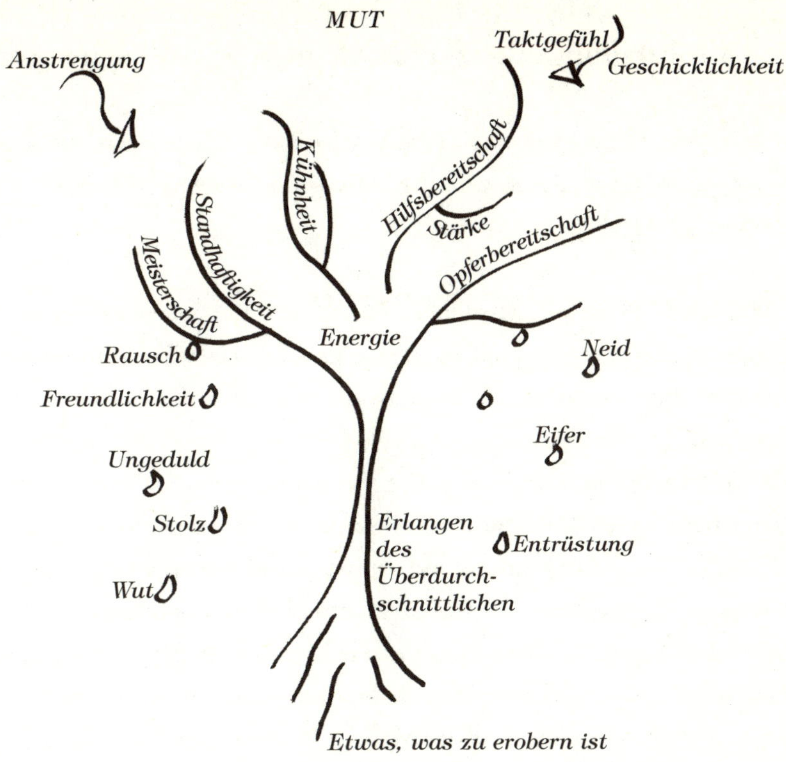

lassen. Deshalb gilt es, zur Energie des Mutes immer wieder zurückzukehren, um sein Ziel zu verwirklichen.

Dem Mut, Vira-Rasa, sind die Gottheit Indra, der Kriegsgott, und die Farbe Hellgelb zugeordnet.

»Hochmut und die Verlockung von Ehrungen sind Störungen, die uns vom anspruchsvollen Ziel des Yoga wegführen.« Yoga Sutra III. 51

VIII. Erstaunen als Adbhuta-Rasa – Beobachtungen über die Offenbarung des Mysteriums

»Durch jede Bemerkung, jede Handlung und jede Tatsache, die sich jenseits des Gewöhnlichen befindet, wird die Stimmung für Adbhuta geboren.«
Natya Shastra VI. 46–76

Aus Mut entsteht das Erstaunliche. Nur wer seine selbstbezogenen Gedanken zurücklassen, die Augen aufreißen und seine von sich selbst aufgebauten Grenzen überwinden kann, wird dem Wunderbaren begegnen, das es zu erkennen und zu erleben heißt.

Die Sehnsucht, über das, was einzig mit dem Geist erfassbar ist, hinauszuwachsen, liegt tief in allen Menschen verankert. In ihrem Inneren, bewusst oder unbewusst, suchen sie die Begegnung mit dem Überirdischen; ob sie es als etwas Zauberhaftes wie die Begegnung mit dem Göttlichen oder anderen ungewöhnlichen Kräften und Dingen – oder als ein inneres Erlebnis, einen Trancezustand – wahrnehmen, bleibt nebensächlich. Das Zauberhafte erfahren zu wollen, über ein Wunder zu staunen ist ein Bedürfnis der Menschen, denn es vermittelt die Freiheit und Ewigkeit, die in unserem Innersten als Drashta, das unvergängliche Selbst, angelegt ist. Der Gefühlszustand des Staunens ist eine wichtige Grundlage der Meditation. Er gibt die Offenheit, die das Bewusstsein hinaufbefördert, im Wunder der Erleuchtung aufzugehen.

»Wenn wir unsere Fesseln lockern und die Bewegung des vordergründigen, meinenden Selbst, Citta, erfassen, werden wir unsere eigenen Grenzen sprengen und sogar in den Körper anderer eindringen.« Yoga Sutra III. 38

Die *Wurzel*, die einen Menschen in diesen wundervollen Zustand führt, ist die Wahrnehmung von Göttlichem, das *Ziel* die Bewusstseinserweiterung und das konstant *bleibende Gefühl* die Überraschung.

Es gibt einige *Merkmale*, an denen dieser Zustand erkannt werden kann. Der vom Staunen ergriffene Mensch gerät außer sich, zieht die Kleider aus, reißt die Augen auf, starrt, klatscht in die Hände und tanzt mit erhobenen Armen.

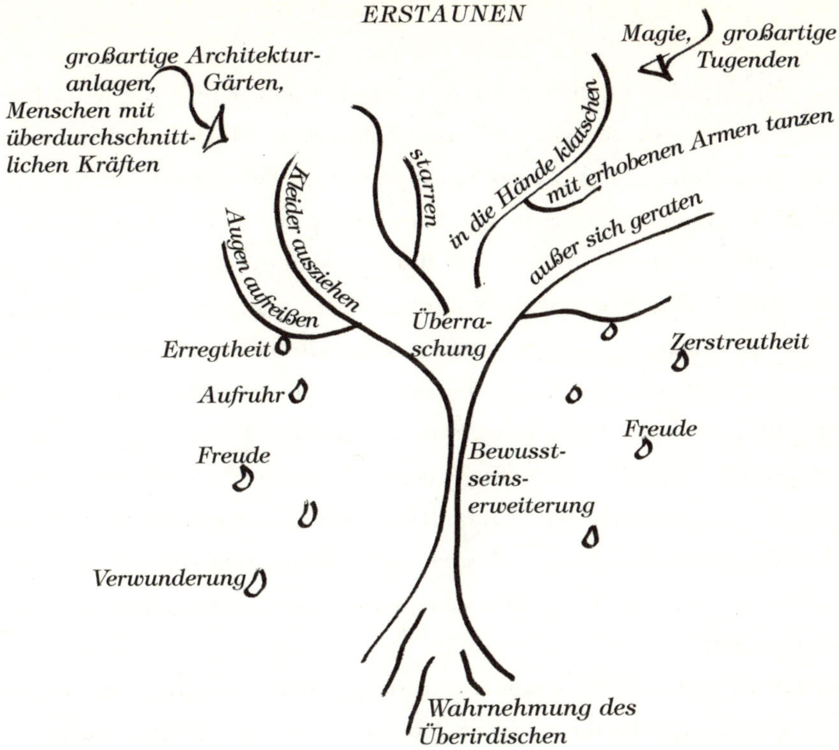

Die *äußeren anregenden Situationen* für diesen Zustand bilden große Architekturanlagen und Gärten, Magie, Enthusiasmus, großartige Tugenden und Menschen mit überdurchschnittlichen geistigen Kräften.

Die *wandernden, begleitenden Gefühle* sind Erregtheit, Aufruhr, Freude, Zerstreutheit und Verwunderung.

Befinden wir uns in dem Prozess, ein Mysterium zu lösen oder erstaunliche Erkenntnisse zu erlangen, kann das *wandernde Gefühl* Verwunderung oder Freude die Offenheit für neue Überraschungen abschwächen und uns vom Ziel ablenken.

Dem Erstaunen, Adbhuta-Rasa, sind die Gottheit Brahma, der Schöpfer, und die Farbe Goldgelb zugeordnet.

»Die Meditation bringt viele wunderbare Ergebnisse, die aber vom Ziel der Meditation ablenken.« Yoga Sutra III. 37

Anregung zum Reflektieren

Lassen Sie alle Gefühle zu, aber bleiben Sie der Betrachter oder die Betrachterin. Genießen Sie sie, denn sie haben alle eine Bedeutung. Ordnen Sie sich der Betrachtung der Gefühle unter, wagen Sie, ihnen ins Auge zu sehen, und legen Sie jeden Widerstand ab. Es gibt kein negatives Gefühl. Gefühle haben eine längere Geschichte als wir und sind bedeutender als unser kleines Leben. Sie gehören allen und kommen von weit aus der Vergangenheit, sie waren schon da, bevor wir kamen, und verbinden uns mit einer weiten Welt. Deshalb respektieren wir sie.

Die Unterdrückung von Gefühlen kann vielerlei Auswirkungen haben. Wer seine Wut abblockt, kann depressiv werden, wer keinen Mut aufbringt, könnte aus lauter Frustration über seine Unzulänglichkeit ein gestörtes Verhältnis zum Essen entwickeln, wer Angst nicht wahrhaben will und nichts gegen sie tut, wird nach Alkohol und anderen Rauschmitteln greifen, wer das Ekelhafte als solches nicht erkennt, könnte dadurch erkranken, dass er dem Unerwünschten hilflos und untätig gegenübersteht.

Erkennen wir die Gefühle, studieren wir sie in ihren Auswirkungen, so dass wir all ihre Aspekte begreifen! Vergessen Sie dabei die ersten drei Schritte nicht:

- Das Grundgefühl aus den kurzlebigen, überlagernden (wandernden) Gefühlen herauslesen
- Die Wurzel dieses Grundgefühls im Bewusstsein halten
- Das Ziel dieses Grundgefühls fest im Auge behalten

Sechstes Kapitel

Neun Blockaden sprengen

»Sich krank fühlen, träge werden, sich nicht entscheiden können, hastig sein, Vorhaben aufschieben, zerstreut sein, Dinge überbewerten, sich nicht genügend zutrauen und unbeständig sein – das sind die Hindernisse, die das Fühlen und Denken nachteilig beeinflussen.« Yoga Sutra I. 30

Nachdem wir uns eingehend mit dem Fühlen und Denken beschäftigt haben, können wir die Frage: »Was wollen wir in dieser Welt?« besser beantworten. Wir haben die Menschheitsziele Kama, Dharma und Artha in Verbindung mit Moksha, der Befreiung, gestellt. Wir haben gelernt, wie wir uns für Menschheitsideale in Form von Bhavanas öffnen können, und wir haben acht wesentliche Gefühle mit den darin enthaltenen unterschiedlichen Empfindungen von ihrer Wurzel her bis zu ihren Auswirkungen verstanden. Trotzdem bleibt die Frage nach uns selbst: »Wer bin ich?« offen.

Wenn wir unserem Gegenüber diese Frage stellen, wird es vielleicht sagen: »Du bist schön!« oder auch: »Du bist eine fürsorgliche, liebevolle Mutter« oder aber: »Du bist ein ausgezeichneter, hart arbeitender Kollege« oder: »Du bist ein gerechter, guter Lehrer.« Die Person sagt dies, um ihre Gefühle für uns damit auszudrücken. Wir können erleben, dass dieselbe Person, wenn sie sich über uns geärgert hat, all diese Komplimente ins Gegenteil kehrt. Sie könnte sagen: »Du bist eingebildet« oder auch: »Du bist eine gleichgültige, unzuverlässige Rabenmutter«, dann wieder: »Du bist ein misstrauischer, fauler Mitarbeiter« oder: »Du bist ein von sich eingenommener Lehrer, der undifferenziert seine Meinungen verbreitet.« Folglich hängt das Urteil unseres Gegenübers von seiner momentanen Stimmung ab, die durch seine Täuschungen und Enttäuschungen geprägt zu sein scheint. Wenn ein

Außenstehender nicht beurteilen kann, wie – und damit wer – wir sind, wie wird es uns gelingen, uns selbst zu kennen?

Fangen wir damit an, über die oben erwähnten Eigenschaften nachzusinnen. Ob wir schön oder hässlich sind, hängt von einer oberflächlichen Betrachtungsweise ab und unterliegt dem individuellen Geschmack. Aber ob wir eingebildet sind und uns selbstgefällig aufgrund unseres vermeintlich guten Aussehens oder grazilen Auftretens verhalten, das hängt von uns selbst ab und nicht von der Sichtweise eines anderen Menschen. Ein Gegenüber, das uns diese Eigenschaften des Eingebildetseins und der Selbstgefälligkeit im Ärger vorwirft, hat durchaus, wenn auch durch eine Enttäuschung bedingt, eine Wahrheit erkannt, die uns schmerzhaft treffen kann. Denn die Eigenschaft, sich selbst überzubewerten, ist in jedem Menschen verankert. Unser Gegenüber müsste sie auch bei sich selbst kennen. Dann, wenn wir jemanden aus Enttäuschung heraus verletzen wollen, führen wir ihm eines der Hindernisse vor Augen. Diese neun Eigenschaften wirken als Hindernisse auf dem Weg zu unbelastetem und unvoreingenommenem Fühlen und Denken.

Einerseits sind wir eine fürsorgliche, liebevolle Mutter, tragen aber auch die Veranlagung in uns, gleichgültig zu sein, nicht in Bezug auf die Kinder, aber vielleicht in Bezug auf andere Dinge. Auch wenn wir grundsätzlich liebevoll sind, können wir schlechte Laune haben. Wir sind ein kompetenter und diszipliniert arbeitender Kollege in den Augen anderer und tragen doch ein tief sitzendes Misstrauen, eine tiefe Unterbewertung unserer eigenen Leistung in uns, und wir neigen zu Trägheit, wenn wir unserer Familie zu Hause ein anderes Gesicht zeigen. Die neun *Antarayas* (das »Zwischenwirkende«) sind Eigenschaften, die in jedem von uns verankert sind. Sie kommen mal schwächer, mal stärker zur Geltung und beeinträchtigen unser Gefühlsleben. Ihnen nicht entgegenzuwirken führt zu pessimistischer und sarkastischer Lebenshaltung. Jemand, der sein *Unwohlsein* (1) ständig in den Vordergrund stellt, wird sich noch nicht einmal beim Anblick von etwas Schönem angezogen fühlen. Er wird für die *Liebe* unfähig sein. Jemand, der ständig *unbeweglich* (2) ist, wird niemals von *Wut* ergriffen werden. Ist er von *Unentschiedenheit* (3) geprägt, kann er nicht *mutig* voranschreiten. Durch *Ungeduld* (4) missachtet er Tatsachen, schätzt die Dinge gering und vereinsamt, so dass er nicht wirklich *mitempfinden kann.* Durch die Faulheit wird er so *uninteressiert sein* (5), dass er den *Ekel* nicht fühlen, keinen Abstand zu den Dingen finden und von allem aufgesogen oder überall mit hineingezogen wird. Durch die ständige Ablenkung wird er *unkonzentriert sein* (6) und nie in eine ausgeglichene Stimmung kommen, aus welcher heraus eine *friedvolle* meditative Beobachtung des Lebens möglich wird. Durch Selbstbetrug, die *Verblendung* (7), bei der man sich selbst etwas vormacht und die Dinge ständig überbewertet, ist man nicht mehr in der Lage, über etwas Außergewöhnliches zu *staunen.* Das Misstrauen durch Selbstunterschätzung, das völlig *Ungläubigsein* (8), wirkt der *Heiterkeit* entgegen. Eine *unbeständige* (9) Person ist innerlich permanent auf der Flucht. Sie kann die *Angst* nicht zulassen, es bildet sich aber auch kein Aufruhr in ihr, der zur Änderung der Lage beitragen kann.

> *»Die neun Blockaden des Geistes machen den Menschen unfähig, mit Leid umzugehen, und führen zu Missmut, Verkrampfung und Hilflosigkeit.«*
> Yoga Sutra I. 31

Wenn wir uns wiederholt die Frage stellen, wer wir sind, dann können wir uns vielleicht als schön, klug, als Frau oder Mann beschreiben, aber wir müssen zugeben, dass wir auch die neun Antarayas als Eigenschaften in uns haben. Wir müssen dann wohl das eine oder andere als Attribute für unsere Selbstbeschreibung hinzufügen, wenn wir ehrlich mit uns sein wollen. Unseren Gefühlen stellen sich die neun Hindernisse auf alle Fälle in den Weg, und wir verwechseln sie mit Empfindungen. Wir sprechen dann davon, dass wir uns unwohl, unkonzentriert oder unentschieden *fühlen.* Dabei sind diese neun Eigenschaften in Wirklichkeit große Blockaden, die sich vor dem wirklichen Fühlen auftürmen. Es gilt sie zu erkennen, um ihnen entgegenzuwirken. Wenn wir die Gründe dafür erforschen, warum sie da sind, sie vielleicht sogar psychologisch deuten, hilft dies uns nicht dabei, uns von ihnen zu befreien. Im Yoga Sutra wird es so ausgedrückt:

> *»Es ist möglich zu ergründen, was einen Menschen bewegt, aber nicht, warum es ihn bewegt.«* Yoga Sutra III. 20

Dort wird auch beschrieben, wie wir die Antarayas durch Übungen und Meditation überwinden können. Zuerst müssen wir uns aber eingestehen, dass sie in uns existieren. Und die Gefühle, die von den Antarayas verhindert werden, sind es wiederum, durch deren Kraft wir die Blockaden, die diese Eigenschaften bilden, überwinden können. In den folgenden Abschnitten beschreiben wir die einzelnen Antarayas und veranschaulichen anhand von Geschichten, welche Rolle Gefühle dabei spielen können, sie zu lösen.

Die Antarayas

I. Unwohlsein

Eine der größten Beleidigungen, die wir einem anderen Menschen zufügen können, lautet: »Dir geht es aber auch immer schlecht«, womit wir von den vielen kleinen Unpässlichkeiten im alltäglichen Leben sprechen, die scheinbar das Leben des Gegenübers dominieren. Eigentlich wollen wir ihm damit zu verstehen geben, dass ihm oder ihr ständig etwas zu fehlen scheint, was nicht nur Krankheit meint. Hiermit drückt sich aus, was Unwohlsein bedeutet – nämlich einen Verlust! Es fehlt unter anderem ein naturverbundenes Lebensgefühl. Dieser Verlust einer harmonischen Anbindung an gesunde Instinkte führt zu einer Reihe von Fehlverhalten: schlechte Ernährung, nicht genügend Bewegung und zu wenig Ruhepausen. Das führt zu noch mehr Unwohlsein, und so setzt sich ein verhängnisvoller Kreislauf in Gang. Unwohlsein zu thematisieren führt zu noch mehr Unwohlsein, bis wir wirklich von einer Krankheit eingeholt werden. Die ständig kreisenden Gedanken über die eigenen Unpässlichkeiten führen letztlich zu solch destruktivem Verhalten, dass wir sagen: »Ich möchte nicht mehr leben.« Wenn wir an einen Punkt angekommen sind, an dem wir das Leben als einen Feind betrachten, dann sind wir in dem sich schnell drehenden Rad gefangen, das nur um den einen Gedanken kreist: »Mir fehlt etwas.«

Krankheiten haben drei Arten von Auslösern. Der erste sind äußere Einflüsse, die zu Verletzungen führen können, bakterielle Erreger oder Giftstoffe. Der zweite Auslöser können unvorhergesehene Ereignisse sein, die uns verängstigen und uns seelisch wie körperlich krank machen wie Überflutungen, Kriege, Unfälle oder Blitzeinschlag. Aber es gibt noch eine dritte Möglichkeit, nämlich dass wir durch unser eigenes Verhalten Krankheiten auslösen, wie wir schon im oberen Abschnitt erläutert haben. Die auf diese Art und Weise ausgelöste Krankheit entwickelt sich oftmals langsam und unbemerkt aufgrund von Veranlagungen, die in uns verankert sind, und in Verbindung mit Fehlern, die wir in unserem Leben machen. Unser Gefühl, dass uns etwas fehlt, dass wir abgetrennt sind, allein und nicht verbunden, offenbart uns zwar einen Mangel, macht uns aber noch nicht bewusst, wie er mit der Entstehung unseres Leidens zusammenhängt. Die medizinische Behandlung ist für die Heilung solcher Krankheiten sehr wichtig, aber es ist hierbei ebenso wichtig, an unsere Gefühle zu kommen, um die Hilflosigkeit zu überwinden.

Das Problem ist, dass wenn wir in der Spirale von Unwohlsein bis hin zur schweren Krankheit erst mal gefangen sind, es schwierig wird, von Schönheit und Harmonie angezogen zu werden. Ohne diese Anziehung können wir unsere Aufmerksamkeit nicht dauerhaft auf ein Objekt richten, das wir lieben. Aber ohne Liebe und Anziehung kann kein Vertrauen entstehen, und ohne Vertrauen wird es keine Heilung geben. Letztlich ist Vertrauen die wahre Liebe, und wenn wir meinen, dass in unserem Leben ständig etwas fehlt, so ist es in Wirklichkeit einzig dieses Vertrauen. Wir müssen Vertrauen in die Lebenskraft setzen, der mit der heilenden Energie ein natürliches Liebesbedürfnis innewohnt, das sich dann äußert, wenn wir von schönen, harmonischen, ja überirdischen Energien angezogen werden. Wir können diese Energien als Schutzengel betrachten oder von Devas reden, der Schutzmantelmadonna huldigen oder die Durga anbeten, die das Dämonische zerstört. Unser Vertrauen kann sich aber auch ganz einfach ohne religiöse Gefühle entwickeln, wenn wir uns außergewöhnliche Menschen zum Vorbild nehmen.

> *»Hindernisse können überwunden werden, indem das Citta, unser vordergründiges, meinendes Selbst, auf die Weisheiten von Menschen, die große Krisen überwunden haben, gelenkt wird.«* Yoga Sutra I. 37

Die hingebende Liebe – Bhakti-Shringara – ist ein Heilmittel für Krankheit, denn sie ist die Tochter des Vertrauens. (*»Shraddha kamasya mataram«* – »Vertrauen ist die Mutter der Anziehung«, *Shraddhasuktam*, vedische Schrift)

Die Liebe kann uns aus dem Kreislauf des fehlenden Vertrauens befreien. Wenn wir für uns selbst keine Liebe empfinden, wie können wir dann jemand anderes lieben? Dann wird es auch schwer zu entscheiden, was für unsere eigene Entwicklung gut und was schlecht ist, denn unsere Urteilskraft ist getrübt. Die tiefe Wurzel des Unwohlseins ist das mangelnde Selbstvertrauen. Vertrauen wir in diese Lebenskraft, können wir auch uns selbst, die wir Teil von ihr sind, wieder vertrauen.

Auch die Vernunft spielt eine wichtige Rolle beim Heilungsprozess. Wir müssen den leidvollen Weg der Erkenntnis gehen und unsere Urteilskraft schärfen, um festzustellen, was uns krank und was uns gesund macht.

Die Grossmutter und der Enkel

Ein kleiner Junge lebte mit seiner Großmutter zusammen. Eines Tages, als er alleine in die weite Welt hinaus wollte, freute sich die weise Frau über seinen Lebensmut und sagte sich: »Er muss lernen, dass es viele krankmachende Dinge in der Welt gibt, aber auch die heilenden.« Vor dieser leidvollen Erfahrung kann ich ihn nicht schützen, aber ihm durch einige Bedingungen, die ich stelle, zur Erkenntnis verhelfen. Sie sagte ihm: »Du kannst gehen, wenn du mir versprichst, Folgendes einzuhalten! Nachts schläfst du immer unter einem Tamarindenbaum, bevor du zu den Wanderungen aufbrichst. Willst du allerdings zurück nach Hause, so schläfst du immer unter einem Neembaum!« Der Junge wanderte los. Jeden Abend suchte er sich einen bequemen Schlafplatz unter einem Tamarindenbaum. Nach ein paar Tagen wurde der Junge krank. Sein Zustand verschlechterte sich von Tag zu Tag, so dass er sich entschied, zurück zu seiner Großmutter zu gehen. Wie sie ihm aufgetragen hatte, legte er sich abends immer unter einen Neembaum. Im Verlauf der Tage ging es dem Jungen immer besser, so dass er fast gesund war, als er an der Tür seiner Großmutter klopfte.

Die Klugheit der Großmutter und das kindliche Vertrauen des Jungen zeigen uns den Zusammenhang von Krankheit und Selbstheilung. Das Wissen über die Gesundung und Vertrauen überwinden die Krankheit. (Im Ayurveda, der indischen Heilkunde, gilt die Ausstrahlung des Neembaums als heilend, während im Tamarindenbaum Geister wohnen. Wer unter ihm schläft, muss genügend Kraft besitzen und mit ihnen klar kommen, um das Gleichgewicht zu wahren.)

Vertrauen in Gestalt der Liebe und die Angst, die produktive Energien wie die Vernunft freisetzen kann, wenn wir uns ihr stellen, sind die natürlichen Feinde des Unwohlseins. Vertrauen kann aber blind werden, wenn es die Vernunft verdrängt oder die eigene Heilkraft überschätzt. Andersherum darf aber die Angst vor der Krankheit das Vertrauen nicht lähmen. Die maßvolle Angst kann zwar die Vernunft ins Leben rufen, aber geraten Vertrauen und Angst in Widerstreit miteinander, kann dies auf Kosten der Vernunft geschehen. Wenn sie so zusammenwirken, dass das Vertrauen die weitaus stärkere Rolle spielt, können wir dem Kreislauf von Unwohlsein und Krankheit entkommen.

Übung: Die natürliche Atmung

Krankheiten haben im Allgemeinen viele körperliche Merkmale, wie zum Beispiel Schlaffheit, Steifheit des unteren Teils von Rücken und Beinen, eine starre Nackenmuskulatur und eine angespannte Bauchdecke. Außerdem wirkt sich jede Krankheit auf die Atmung aus, die dann flach, kurz oder ungleichmäßig sein kann. Im Folgenden sind einige einfache Übungen aufgeführt, um dem Unwohlsein entgegenzuwirken:

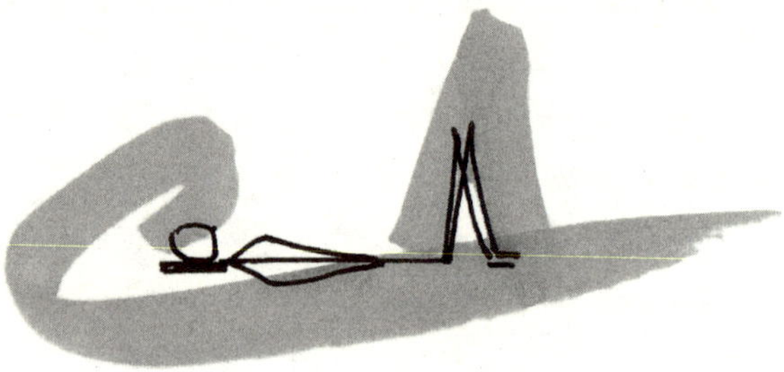

a) Rückenlage, Kopf und Nacken liegen leicht erhöht auf einer gefalteten Decke, Beine aufgestellt, Hände auf dem Bauch. Lassen Sie den Atem fließen und spüren Sie ihn. Nehmen Sie den Unterschied zwischen der Aus- und Einatmung wahr. Beginnen Sie allmählich, jedes Ausatmen und damit die Anzahl der Atemzüge im Stillen für sich zu zählen: 1, 2, 3 ... bis 10. Unterdrücken Sie das Ausatmen nicht, sondern lassen Sie es sanft und langsam zu Ende fließen.

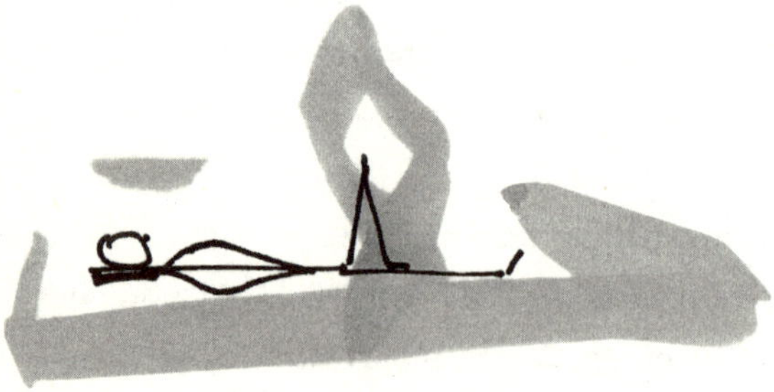

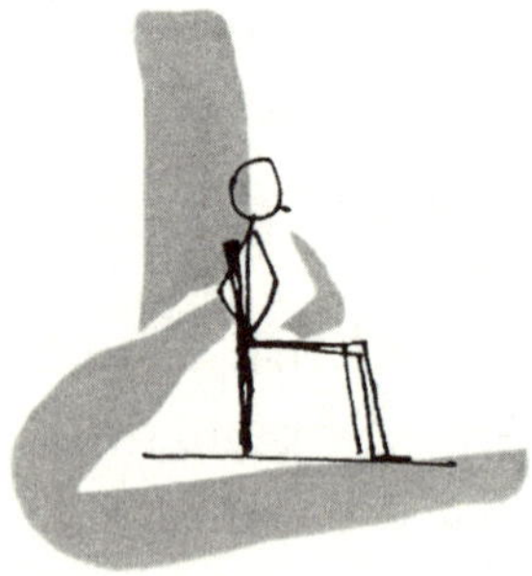

b) Wiederholen Sie den Schritt (a), indem Sie das eine Bein aufgestellt und das andere ausgestreckt haben, und wechseln Sie dann die Beine.

c) Setzen Sie sich bequem auf einen Sessel oder einen Stuhl. Legen Sie Ihre Hände sanft auf den Bauch und spüren Sie den Atem. Beginnen Sie allmählich, jede Einatmung und damit die Anzahl der Atemzüge im Stillen für sich zu zählen: 1, 2, 3 ... bis 10. Unterdrücken Sie das Ausatmen nicht, sondern lassen Sie es sanft und langsam zu Ende fließen.

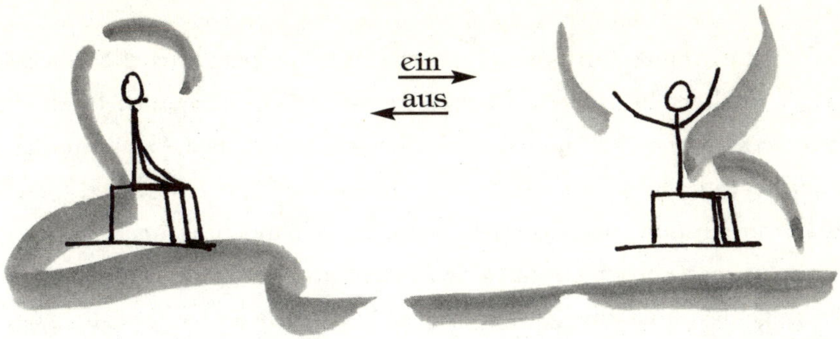

d) Richten Sie sich im Sessel oder auf dem Stuhl gerade auf, so dass der Rücken die Lehne nicht mehr berührt. Während Sie wie im vorigen Schritt ein- und ausatmen, heben und senken Sie die Arme. Wie weit Sie die Arme heben, sollte von der Länge des Einatmens abhängen. Sie bewegen die Arme nur so lange nach oben, wie Luft hineinfließt. Dann atmen Sie aus und senken dabei langsam die Arme in die Ausgangsposition.
Wiederholen Sie diese Übung 10-mal.

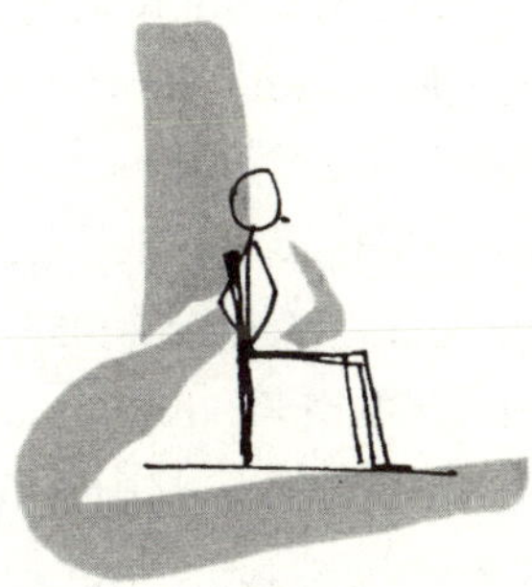

e) Entspannen Sie sich ein paar Minuten.

II. Unbeweglich sein

Alles im Leben ist ständig im Wandel, es verändert sich permanent, und wir können nichts festhalten. In unserem Inneren ist eine Trägheit angesiedelt, ein Antaraya aus *unbeweglichem* Nichtteilhaben-Wollen am natürlichen Ablauf und an der konstanten Veränderung. Dies führt dazu, dass wir uns an Dinge und Geschehnisse festklammern und nicht loslassen können. Wir möchten uns im Angenehmen und Bequemen einrichten und jede Anstrengung und Herausforderung meiden. Die Folge davon ist eine geistige wie auch körperliche Unbeweglichkeit, die sich in Sturheit und Trägheit äußern kann. Diese Eigenschaft nimmt so großen Einfluss auf unser Handeln, dass wir nur dann motiviert sind, etwas zu tun, wenn das Ergebnis angenehm sein wird. Wir handeln nicht mehr aus der Notwendigkeit heraus, dass etwas getan werden muss, sondern nur dann, wenn die Resultate für uns berechenbar sind. Ist das Ergebnis anders, als wir erwartet haben, sind wir enttäuscht. Aber anstatt in einer solchen Situation über unsere Erwartungshaltung nachzudenken, fallen wir in eine unbeteiligte Haltung und entwickeln Desinteresse. Wir sind dann in einem Kreislauf gefangen, der sich von Erwartung über Enttäuschung zu Gleichgültigkeit dreht und wieder Erwartung erzeugt, damit wir unsere Gleichgültigkeit überwinden. Es handelt sich hierbei um ein gefährliches Verhaltensmuster, das jede spontane Handlung lähmt. Betrachten wir dann Mitmenschen, die in ihrem Leben größere Flexibilität an den Tag legen und scheinbar nicht so festgefahren sind wie wir, werden wir neidisch. Wir jammern dann über unsere steifen Gelenke oder über die ständig kreisenden Gedanken, die uns keine Ruhe gönnen, oder blicken überheblich und abwertend auf die anderen herab.

> *»Sich mit der Kraft zu verbinden, die der Trägheit entgegenwirkt, befähigt, jede Schwierigkeit im Leben zu durchschreiten oder sogar unversehrt über Dornen, durch Sumpf und Wasser zu gehen.«* Yoga Sutra III. 39

Nur wenn wir beweglich sind, können wir unsere Trägheit überwinden. Wir müssen die Angst verlieren, falsch zu handeln, und an unserer *Wut* erkennen, dass sie Taten fordert, wenn etwas geschieht, was nicht richtig ist. Es ist besser, falsch zu handeln, als untätig zu sein, denn wir haben die Chance, aus Fehlern zu lernen. Wenn wir uns aus der Befürchtung heraus, unsere Taten könnten falsch sein, scheuen zu handeln, werden wir depressiv und niedergeschlagen, so dass wir nicht lebendig und agil reagieren können – mit anderen Worten »springen« können, im Geist wie mit dem Körper!

Shivas kosmischer Tanz

Stellen wir uns das Bild von Shivas kosmischem Tanz, der als Nataraja König aller Bewegung ist, vor. Das All ist die Einheit seines Körpers. Aus Shivas universellem Körper entstehen alle Bewegungen und sind bedeutungsgeladen. Tanzend zertritt er mit dem rechten Fuß Avidya, die Unwissenheit oder die falsche Wahrnehmung. Jede atomare Bewegung, das Wehen des Windes, das die Blätter im Baum bewegt, der Flug des Vogels, der Fluss des Wassers und der Gang der Menschen, ihre Taten und ihre Gedanken – alle Beweglichkeit ist Teil der Bewegung des allmächtigen Körpers von Shiva. Der Mensch ist ein Staubkorn im kosmischen Wirbel von Werden, Sein und Vergehen. Dieses himmlische Spektakel ist der Tanz Shivas im Kreislauf von Lila, dem ewigen Spiel. Unser Tun ist Teil seines Tanzes. Ein individuelles Bewusstsein, losgelöst von dieser Bewegung, ist Avidya, denn jede Bewegung außerhalb dieses Kreislaufs von Shivas Tanz ist eine Illusion. Es gibt keine Alternative zum Mitschaffen am kosmischen Gesetz des Seins, zum Teilhaben an seinem Tanz.

Aber auch, wenn wir die Beweglichkeit bejahen und äußerst aktive Menschen sind, brauchen wir Geduld, um unseren Anteil am Gesamten im Auge zu behalten und zu verhindern, dass sich unsere Beweglichkeit verselbstständigt. Nicht wir sind beweglich, sondern alles ist in Bewegung! Zu starke Leidenschaft beim Tun kann zu Ungeduld führen und uns von der göttlichen Harmonie, in der das All sich als Tanz von Shiva ewig dreht, trennen und dem gerechten Lauf der Dinge im Wege stehen. Hier ist der Mut wichtig, der immer das große Ziel im Auge behält, nämlich die opferbereite, erfolgsunabhängige Handlung als ein wesentliches Geschehen, das der Beweglichkeit das richtige Maß geben kann.

> *»Nur durch ein kontinuierliches Üben mit Gefühlen und Gedanken, die auf ein Thema ausgerichtet sind, ohne Hochmut gegenüber anderen oder Gleichgültigkeit, kann ein Ziel erreicht werden.«* Yoga Sutra I. 14

Übung: Die entspannte Atmung

Es gibt oft Situationen in unserem Leben, in denen wir uns nicht wohl fühlen, auch wenn wir keine erkennbare Krankheit haben. Wir empfinden uns als träge und antriebslos, und die Energie ist so mangelhaft, dass wir uns nicht gesund oder »fit« fühlen. Dieser Zustand äußert sich in körperlicher Schwerfälligkeit und emotionaler Gleichgültigkeit, der Geist ist nicht wach. In solchen Situationen ist der Atem schwach und der Bauch, der Mittelpunkt der Atembewegung, ist schwer. Wenn Sie die erste Übungssequenz praktiziert haben, können Sie Folgendes probieren:

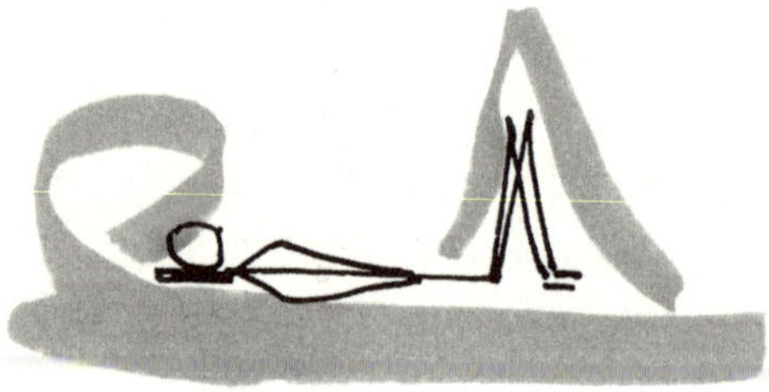

a) Rückenlage mit Kopf und Nacken auf einer Decke, Beine aufgestellt, Hände auf dem Bauch. Lassen Sie den Atem fließen. Atmen Sie mit geschlossenem Mund durch die Nase. Sollte das schwierig sein, lassen Sie den Mund offen, während Sie einatmen. Mit aufgestellten Beinen, die Hände auf dem Bauch liegend, spüren Sie den Atem. Nehmen Sie die Aus- und die Einatmung im Unterschied zueinander wahr. Beginnen Sie allmählich, jedes Ausatmen und damit die Anzahl der Atemzüge im Stillen für sich zu zählen: 1, 2, 3 … bis 10. Unterdrücken Sie das Ausatmen nicht, sondern lassen Sie es sanft und langsam zu Ende fließen.

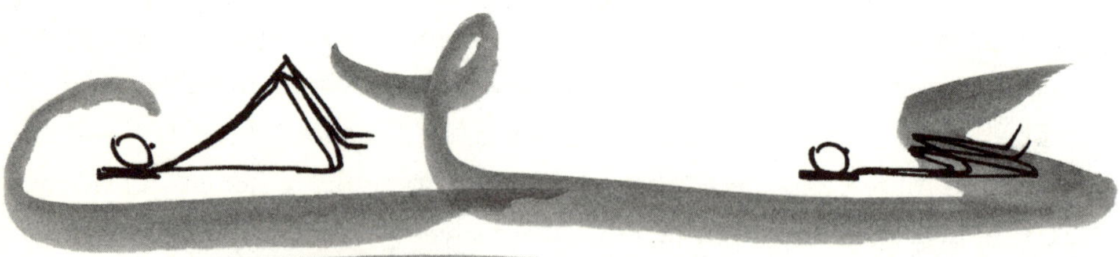

b) Halten Sie die Knie mit den Händen. Knie und Füße jeweils etwas auseinander. Mit einer klaren, nicht verhaltenen Stimme artikulieren Sie deutlich »Haa …« – dabei lassen Sie den Laut ungebrochen bis zu Ende gehen, bis sie ganz ausgeatmet haben. Während Sie diesen Laut von sich geben, können Sie die Knie näher in Richtung Oberkörper bewegen. Atmen Sie ein, gegebenenfalls bewegen Sie die Knie wieder weg vom Bauch. *Wiederholen Sie diesen Vorgang bis zu 10-mal.*

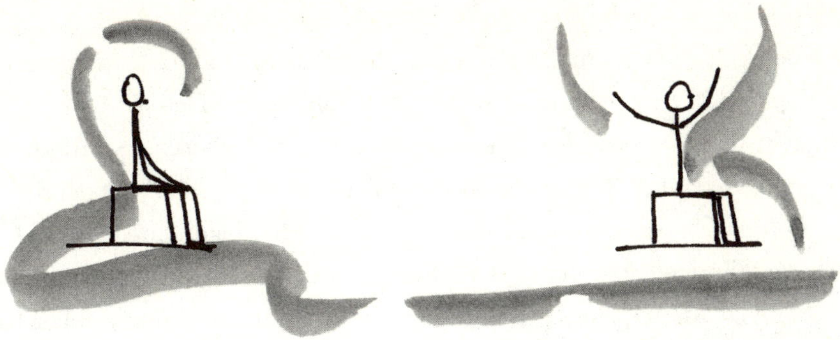

c) Setzen Sie sich auf einen bequemen Stuhl, so dass Ihr Rücken aufrecht ist. Heben Sie die Arme seitlich auf Schulterhöhe hoch, senken Sie sie dann langsam und summen Sie dabei mit leicht geschlossenen Lippen. Wie bei (b) lassen Sie das Summen bis zu Ende gehen, bis Sie ganz ausgeatmet haben.
Wiederholen Sie diese Übung bis zu 10-mal.

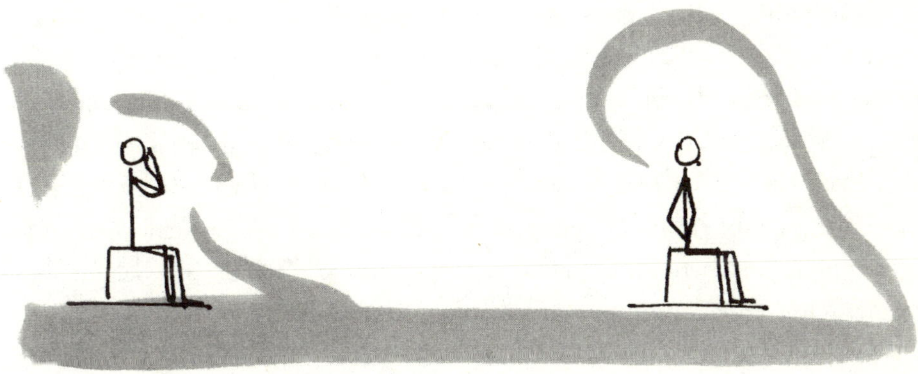

d) Legen Sie die beiden Handkanten an die Nasenflügel, mit den Handflächen jeweils über die Augenhöhlen, atmen Sie langsam durch die leicht verengten Nasenflügel ein und heben Sie dabei den Kopf ein wenig an.
Dann legen Sie die Hände aufeinander auf den Bauch und atmen mit geschlossenem Mund sehr langsam aus, während Sie den Kopf wieder neigen.
Wiederholen Sie diese Übung 10-mal.

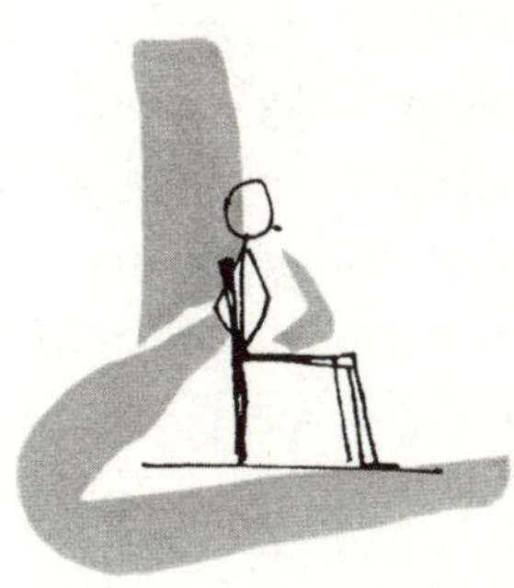

e) Entspannen Sie sich ein paar Minuten (rechtes Bild).

III. Unentschieden sein

Jedes Fühlen geht einher mit Denken, das ihm Richtung gibt. Doch neigen wir dazu, Fühlen und Denken zu spalten. Wo aber Fühlen und Denken getrennt werden, entsteht das Antaraya der *Unentschiedenheit.* Der klassische Konflikt, wenn Gefühle und Gedanken Gegensätzliches wollen, drückt sich in Sätzen aus wie: »Mein Kopf rät mir ...« und »mein Bauch sagt mir ...«! Dann entsteht die Ungewissheit, der lähmende Zweifel an den Dingen, und wir schieben misstrauisch der Empfindsamkeit, die eigentlich unsere Urteilskraft stärken könnte, einen Riegel vor. Geben wir dem Unentschiedensein einmal nach und schieben die Entscheidung auf, führt es bei der nächsten Gelegenheit wieder zu Unentschiedenheit, und allmählich verlieren wir den Mut zum Handeln. Wieder sind wir in einem Kreislauf gefangen, wo einerseits das Denken das Fühlen ›einholen‹ möchte und andererseits das Fühlen sich beim Denken ›Rat holen‹ will! Denken einerseits will alles überschaubar halten. Es ist von Erlebnissen der persönlichen Lebensgeschichte geprägt und leitet sich von einem denkenden Individuum ab, das in direkter Verbindung zu ihm steht. Gefühle andererseits unterliegen zeitlosen Gesetzen, die Liebe, Ekel, Empörung und Mut in jedem Individuum hervorrufen können. Es sind oft die gefühlsbetonten Regungen, die uns die Kraft zur Entschlossenheit geben, uns mutig machen, im Gegensatz zur Vernunft, die ständig vor Schaden und Kummer schützen will und uns vor leidvollen Erfahrungen bewahren möchte.

> *»Alles Weltliche ist wirklich, auch wenn sein Erscheinungsbild von individuellen Gefühlen und Gedanken abhängt und unbeständig ist.«* Yoga Sutra IV. 16

Weil dies ein so tief greifender Konflikt ist, dem die meisten Menschen begegnen, ist eine, wenn nicht die wichtigste Lehrschrift über Yoga in Indien ausschließlich diesem Konflikt gewidmet. Es ist die *Bhagavad Gita.* Es wird darin eine Szene auf dem Schlachtfeld geschildert. Dieses Schlachtfeld ist ein Symbol für den inneren Kampf in jedem Menschen, dem Kampf zwischen Fühlen und Denken: Soll das Gewissen siegen oder das Empfinden?

Arjunas Verzweiflung

Der gerechte und furchtlose Prinz Arjuna war der erste und beste Krieger im Königreich. Seine eifersüchtigen Gegner überlisteten Arjunas Brüder, die beim Brettspiel auf ihr Königreich setzten und es verloren. Auch die Königin sollte vor versammeltem Hof beleidigt und entkleidet werden. Es kam zum Kampf, denn Arjuna wollte die Gerechtigkeit verteidigen. Seine Gegner, die neidischen Prinzen der anderen Seite des schon geteilten Reiches, machten sich zum Kampf bereit, um Arjuna mit seinem ganzen Volk zu vertreiben und das Land endgültig für sich zu gewinnen. Als sie zur Schlacht antraten, verzagte Arjuna und wollte nicht kämpfen, weil endlose Gedanken und unzählige Empfindungen ihn verwirrten. Denn in den feindlichen Reihen befand sich auch sein geliebter Meister, der den Prinzen der Gegenseite aufgrund eines geleisteten Eides verpflichtet war und ihnen beistehen musste. Dort, auf der Seite des feindlichen Lagers, standen auch Verwandte und Freunde, gegen die er nun kämpfen sollte! Er spürte seine Liebe und Verbindung zu ihnen, jedoch packten ihn Wut und Mitgefühl, wenn er sein eigenes Volk ansah, das alles zu verlieren drohte. Einerseits wollte sein Gewissen, dass er kämpfte, um die Gerechtigkeit zu etablieren, andererseits dachte er, der Kampf sei sinnlos und bringe nur Verletzung und Tod. Arjuna fühlte sich machtlos und meinte, das Ziel der Gerechtigkeit nicht erreichen zu können. Er stellte sein ganzes Handeln in Zweifel und wollte den Kriegsplatz verlassen. Da offenbarte Gott Krishna, der in der Gestalt seines Wagenlenkers dabei war, vor Arjuna seine kosmische Erscheinung: »Du, Arjuna, als Mensch entscheidest nichts, ich bin die göttliche Schöpfung und Erhaltung, ich bin die steuernde Kraft aller Handlungen, folge mir!« Da begriff Arjuna, dass er durch seine Hingabe an das Geschehen als ein Teilchen vom Rad, dessen Lauf er nicht beeinflussen konnte, seine Bestimmung erfüllte. Es ist göttliche Fügung und nicht der Einzelne, die die Dinge geschehen lässt. Arjunas Gefühle für das ihm auferlegte Tun beschwichtigten seine Gedanken. Er verstand, dass die Gerechtigkeit zu groß ist, um allein durch eigene Taten herbeigeführt zu werden. Er griff zur Waffe, ohne sich dem Handeln zu widersetzen und ohne sein eigenes Handeln überzubewerten.

Gefühle erregen uns manchmal, während sie uns ein anderes Mal beruhigen. Gerät die Erregung jedoch außer Kontrolle, werden Gefühle unlenkbar und überfordern die Gedanken. Dies kann den Geist verwirren und ein wesentliches Gefühl zersplittert sich in tausend verschiedene Empfindungen. Dann gehen Sinn und Ziel des Fühlens verloren. Einerseits brauchen wir die Gemütserregung, um Zweifel auszumerzen, andererseits besteht die Gefahr, dass bei starker Gefühlswallung, wenn wir in Rage geraten, sich das Fühlen verselbstständigt und dem Geist widersetzt.

»Wer tief darüber reflektiert, warum manches in Erfüllung geht, anderes wiederum nicht, weiß, was für ihn passend ist und was unpassend.«

Yoga Sutra III. 22

Übung: Die kontrollierte Atmung

Dass wir uns wohl fühlen und keine erkennbare Krankheit haben, schützt uns nicht davor, dass unser Geist unklar ist. Ist die Klarheit oder die Entscheidungskraft des Geistes eingeschränkt, so neigt er sich den beiden Extremen Trägheit oder Hyperaktivität zu. Das kann die körperliche Stabilität stören und den Atem kurz und flach werden lassen. Das Verlangsamen des Atems mittels gezielter Übungen ist stets eine Hilfe, dem Geist zum Gleichgewicht zu verhelfen. Hierzu eine kurze Sequenz:

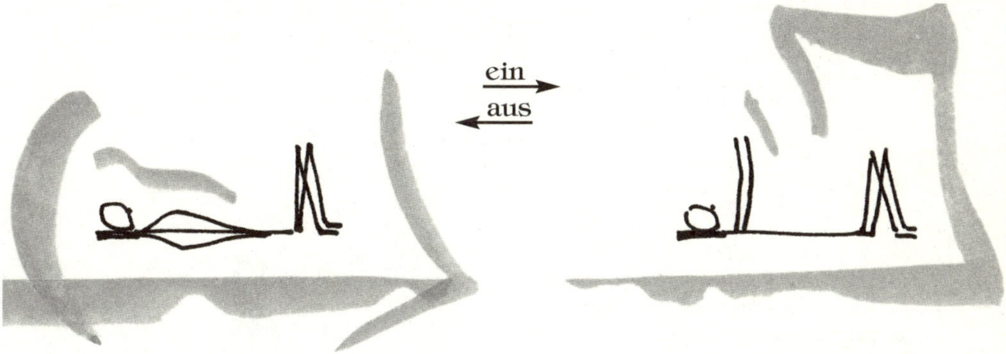

a) Rückenlage mit Kopf und Nacken auf einer Decke, Beine aufgestellt, Hände auf dem Bauch. Lassen Sie den Atem fließen. Atmen Sie mit geschlossenem Mund durch die Nase. Sollte das schwierig sein, lassen Sie den Mund offen, während Sie einatmen. Spüren Sie den Atem. Atmen Sie langsam ein und heben Sie dabei langsam die Arme in die Senkrechte. Warten Sie 2 Sekunden am Ende der Einatmung. Dann atmen Sie langsam aus und senken dabei langsam die Arme wieder herunter zum Bauch. Atmen Sie langsam und vollständig aus, dann warten Sie 2 Sekunden, bevor Sie einatmen und den Ablauf wiederholen.
Wiederholen Sie dies insgesamt 10-mal.

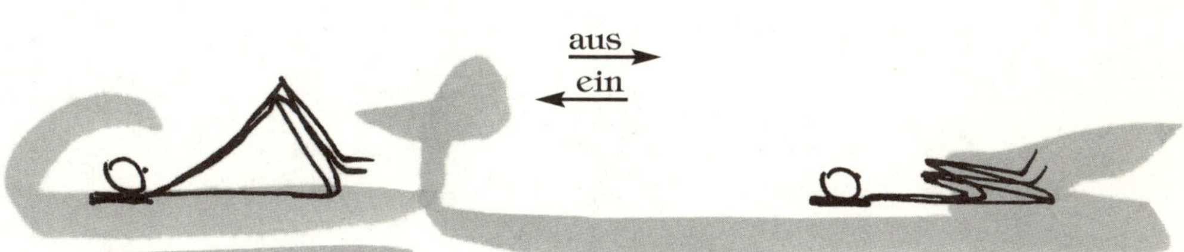

b) Halten Sie die Knie mit den Händen. Knie und Füße sollten jeweils etwas auseinander sein, die Ellbogen so ausgestreckt, dass die Knie vom Bauch entfernt sind. Mit geschlossenem Mund atmen Sie geduldig und langsam durch die Nase. Atmen Sie langsam und vollständig aus. Winkeln Sie dabei die Ellbogen an und führen Sie die Knie in Richtung Oberkörper. Atmen Sie ganz aus, dann warten Sie 2 Sekunden, bevor Sie einatmen und dabei die Ellbogen wieder strecken und die Knie weg vom Oberkörper führen. Am Ende der Einatmung warten Sie 2 Sekunden.
Wiederholen Sie den Ablauf etwa 10-mal.

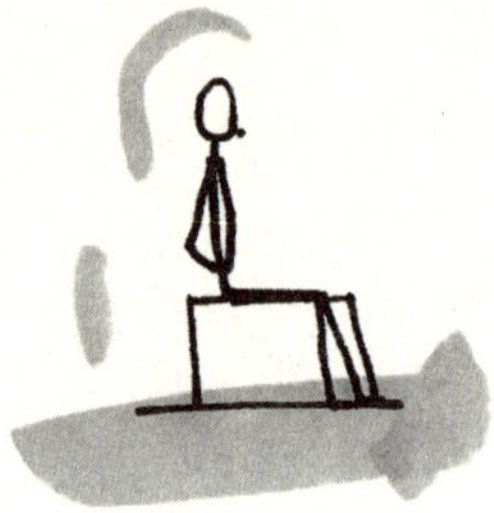

c) Setzen Sie sich mit aufrechtem Rücken auf einen Stuhl, den Blick geradeaus gerichtet oder die Augen geschlossen. Lassen Sie die Hände auf dem Bauch ruhen und den Atem fließen. Beginnen Sie allmählich, jedes Ausatmen und damit die Anzahl der Atemzüge im Stillen für sich zu zählen: 1, 2, 3 ... bis 10. Unterdrücken Sie das Ausatmen nicht, sondern lassen Sie es sanft und langsam zu Ende fließen, und achten Sie darauf, dass Sie nach jedem Ausatmen 2 Sekunden warten.

d) Achten Sie darauf, dass auch der obere Teil des Rückens aufrecht ist. Legen Sie eine Hand auf das Brustbein, ohne dabei die Schultern zu verkrampfen, und die andere auf den Oberschenkel. Beginnen Sie allmählich, jedes Einatmen und damit die Anzahl der Atemzüge für sich im Stillen zu zählen: 1, 2, 3 ... bis 10. Achten Sie darauf, dass Sie nach jedem Einatmen 2 Sekunden warten, bevor Sie langsam ausatmen und die Luft zu Ende herausfließen lassen.

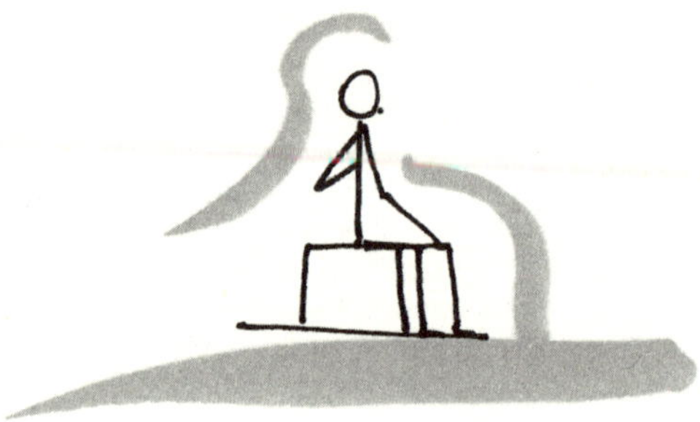

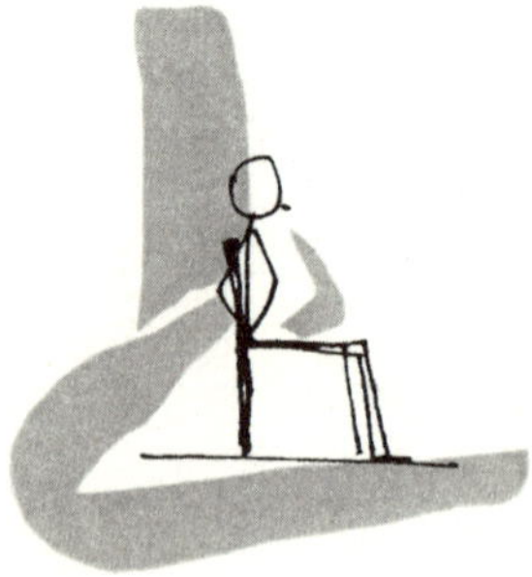

e) Entspannen Sie sich ein paar Minuten.

IV. Ungeduldig sein

Wir stellen verschämt fest, dass wir oft die Routine des Alltags schnell erledigen wollen, um zu den wirklichen, das heißt zu den uns wichtig erscheinenden Dingen überzugehen. Da hetzen wir uns auf der Autobahn ab, hupen aggressiv den Nebenfahrer an, um pünktlich zu einer Meditationssitzung zu gelangen. Dabei liegt das Wesentliche wirklich auch in den einfachen, alltäglichen Dingen. Das Antaraya der *Ungeduld* treibt uns vorwärts. Wir haben eine Vision für die Zukunft und missachten die Gegenwart. Doch alles, was zum Leben und zur Welt gehört, hat seine Gültigkeit. Einiges, was uns im Leben begegnet oder was wir aufnehmen, mag für uns uninteressant sein oder uns unwichtig erscheinen. Das sollte uns nicht dazu verführen, die Achtung davor zu verlieren und Dinge, die uns momentan nicht betreffen, gering zu schätzen. Denn man weiß nie, wann etwas für jemand anderen wichtig ist oder für einen selbst wichtig werden kann. Vernachlässigung oder übermäßige Hast, schnell Unangenehmes zu erledigen, um sich dem Angenehmen widmen zu können, führt zu Einbildung. Es gibt keine »guten« oder »schlechten« Erfahrungen, zu jedem Zeitpunkt haben sie ihre Bedeutung. Es liegt an uns, diese Bedeutung zu verstehen. Jedes Empfinden, schnell irgendetwas zu übergehen, um zur nächsten, wichtigeren Stufe zu gelangen, führt zu Hochnäsigkeit gegenüber den Dingen und anderen Menschen.

> *»Nichts in dieser Welt kann als überflüssig oder bedeutungslos betrachtet werden, denn alles kann für irgendjemanden zu irgendeinem Zeitpunkt Sinn machen.«*
> Yoga Sutra II. 22

Naradas Erkenntnis

Narada ist der Bote, der zwischen den Göttern hin und her reist. Das macht er seit Jahrtausenden, er bereist die Himmelswelt und singt gefühlvoll über die Liebe zu den Göttern, um jeden Zwist unter ihnen abzuwenden. Doch die Götter sind von einem einfachen Bauernpaar, das seinen alltäglichen Aufgaben nachkommt, mehr berührt und beeindruckt als von Narada. Er ist erbost und will wissen, was an seiner ernsthaften Hingabe fehle. Als er auf Bestellung der Götter hin einen vollen Wasserkrug zu ihnen trägt, bei dem er keinen Tropfen verschütten darf, wird ihm bewusst, wie schwierig es ist, die gefühlsbetonten Lieder zu singen und gleichzeitig einen alltäglichen Vorgang mit Achtsamkeit auszuführen und wie die Bauern täglich die volle Hingabe an dieses Tun aufzubringen.

Gefühle und Gedanken verbinden sich durch Visionen. Aber die Gegebenheiten ändern sich und damit auch die Visionen, die unsere Gefühle verwandeln. Wenn ein Thema im Laufe der Zeit uninteressant wird und für uns nicht mehr förderlich ist, können die Gedanken trotzdem beim gleichen, alten Thema verweilen. Dann beschäftigen wir uns gedanklich zwanghaft mit etwas, obwohl das, was wir ursprünglich fühlten, uns nicht mehr bewegt. Das heißt, wir können nicht loslassen und uns den neuen Gegebenheiten stellen. Es ist, als ob die Gefühle unseren Geist in eine Verwicklung geführt hätten, die uns nun unfrei macht und uns von unseren Absichten, dem, was wir eigentlich erreichen wollten, ablenken. Das führt zu innerer Ungeduld und Unruhe, und wir kommen nicht weiter und wissen nicht warum. Das geduldige Beobachten von Situationen und Menschen, auch wenn sie nichts mit dem von uns ins Auge gefassten Ziel zu tun zu haben scheinen, bringt uns wichtige Erkenntnisse. Hier halten wir einmal inne. Die Reflexion über das Leben anderer, auch wenn sie uns nicht berühren oder Fremde bleiben, gibt Raum für Mitempfinden, was uns größere Geduld lehren kann. Dann können wir von den vergangenen Gedanken loslassen und uns mit den Gefühlen ganz im Hier und Jetzt den Problemen anderer Menschen zuwenden und daraus neue Visionen entwickeln. Dabei gilt es, nicht zu urteilen, ob der andere mit unserer Welt etwas zu schaffen hat oder die gleiche Wellenlänge hat wie wir. Wir können uns voneinander so unterscheiden wie das Bauernpaar und Narada, uns aber trotzdem in einen anderen Menschen einfühlen. Das wird unseren von Vergangenem gefangenen Geist erweitern und uns aus den Fesseln der Ungeduld befreien.

»Konsequent zufrieden bleiben bringt endloses Glück.« Yoga Sutra II. 42

Übung: Das Weiten des Ausatmens

Die Qualität des Atems geht verloren, wenn der Geist sich an Ideen festhält. Um eine vermeintliche Stabilität zu wahren, wird beim Atmen der Brustkorb auf eine unnatürliche Weise betont und der Mittelpunkt des Atems, die Bauchdecke, wird festgehalten. Das führt zu einer verkürzten Ausatmung und allmählich zum Atemstau, der von körperlicher Erschöpfung begleitet ist. Das kann durch gezielte Übungen gelöst werden:

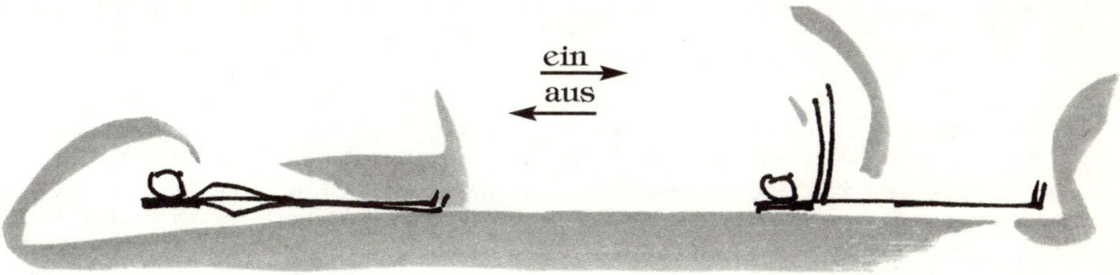

a) Rückenlage mit Kopf und Nacken auf einer Decke, Beine ausgestreckt, Hände auf dem Bauch. Lassen Sie den Atem fließen und spüren Sie ihn. Atmen Sie mit geschlossenem Mund durch die Nase. Sollte das schwierig sein, lassen Sie den Mund offen, während Sie einatmen. Atmen Sie geduldig ein und heben Sie dabei langsam die Arme in die Senkrechte. Warten Sie 2 Sekunden am Ende der Einatmung, dann atmen Sie langsam aus und senken Sie dabei langsam die Arme wieder herunter zum Bauch. Atmen Sie langsam und vollständig aus und warten Sie 2 Sekunden. Dann atmen Sie wieder – während Ihre Hände auf dem Bauch liegen – langsam ein und aus mit den entsprechenden Pausen und spüren dabei die Bauchbewegung. *Wiederholen Sie den gesamten Ablauf etwa 10-mal.*

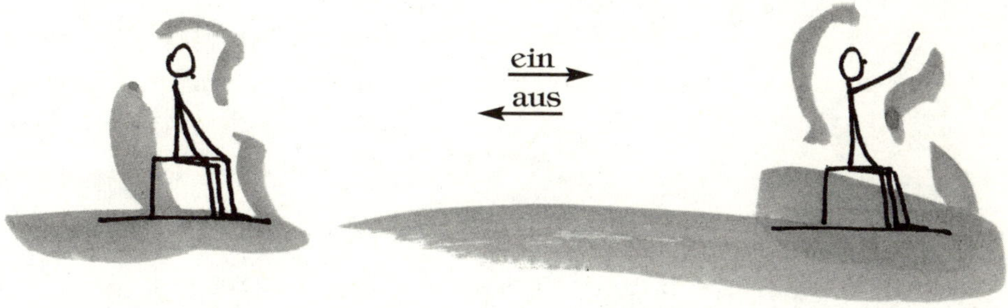

b) Setzen Sie sich mit aufrechtem Rücken bequem auf einen Stuhl und lassen Sie die Hände auf den Oberschenkeln liegen. Atmen Sie langsam ein und aus mit den jeweiligen Pausen und bewegen Sie entsprechend das Kinn leicht hoch und runter. Atmen Sie noch einmal in der gleichen Weise ein und aus und bewegen Sie diesmal das Kinn und einen Arm in entsprechender Weise dazu. *Wiederholen Sie diesen Ablauf etwa 10-mal, jeweils 5-mal mit jedem Arm abwechselnd.*

c) Legen Sie die Hände aufeinander auf den Bauch und atmen Sie langsam ein, während Sie das Kinn entsprechend heben. Legen Sie die beiden Handkanten an die Nasenflügel, mit den Handflächen jeweils über den Augenhöhlen, atmen Sie sehr langsam durch die leicht verengte Nase aus und senken Sie dabei das Kinn wieder. *Wiederholen Sie diese Übung 10-mal. Im Verlauf der Wiederholung merken Sie sich die etwaige Länge der Ausatmung.*

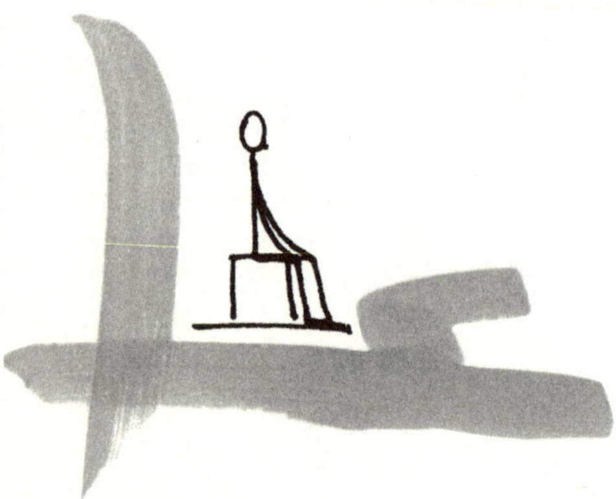

d) Halten Sie die Augen geschlossen, während die Hände auf den Oberschenkeln liegen. Atmen Sie ohne jegliche Anstrengung ein und atmen Sie langsam aus, so dass jede Ausatmung die Mindestlänge hat, die Sie in der vorigen Übung als Ihre Atemlänge ermittelt haben. Beginnen Sie allmählich, jedes Ausatmen und damit die Anzahl der Atemzüge im Stillen für sich zu zählen: 1, 2, 3 … bis 10. Achten Sie darauf, dass Sie nach jedem Ausatmen 2 Sekunden still bleiben.

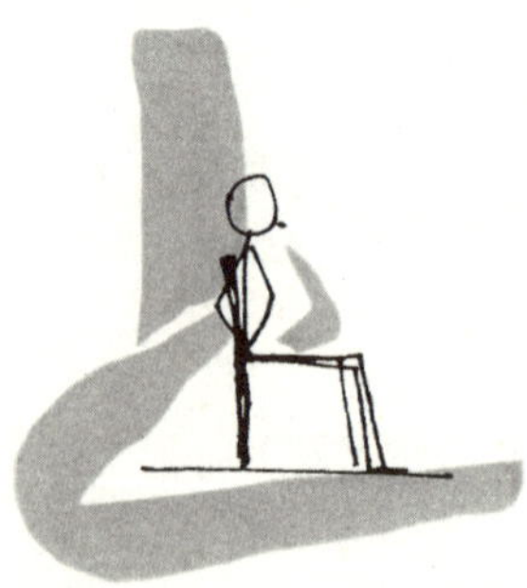

e) Entspannen Sie sich ein paar Minuten.

V. Uninteressiert sein

Psychotherapeuten bezeichnen es als Depression, wenn wir keinerlei Interesse mehr an den Dingen und der Welt um uns herum haben. Im Volksmund wird einfach von Faulheit und Arbeitsscheue gesprochen. Bei Freunden sprechen wir von einer Lebenskrise, wenn diese sich uninteressiert an uns, anderen Menschen und äußeren Geschehnissen zeigen.

Keinen Antrieb zu haben, jeder Anforderung auszuweichen führt letztlich auch dazu, Gefühle zu unterdrücken. Wenn wir dem Antaraya des *Uninteressiertseins* nachgeben und keine Gefühle zulassen, so fallen wir in eine völlige Trägheit, aus der heraus wir keine Gefühlswirkung mehr spüren können. Damit schließt sich der Kreis der Gefühllosigkeit. Wir verdammen uns selbst zu Tatenlosigkeit, und die Schlinge zieht sich zu. Bis wir irgendwann innerlich aufgeben und auch keine Neugierde mehr verspüren, andere Menschen kennen zu lernen. Auch der Geist wendet sich keinen fremden Themen mehr zu, um diese zu ergründen. Wie können wir, wenn wir in einer solchen Krise stecken, Selbsterkenntnis erlangen und uns entwickeln? Ist hier nicht das Tor zu jeder Spiritualität geschlossen?

Ein bequemer Mensch verschließt sich vor allem vor dem Leiden. Dadurch verliert er jedes Interesse an den Zusammenhängen, in denen er lebt. Aber wie bei der Überwindung der anderen Antarayas sind es gerade die Gefühle, die die Energielosigkeit und Antriebsschwäche aufheben helfen. Werden wir je erfahren können, was Mitempfinden ist, wenn wir nicht fähig sind, zu leiden? Können wir wirklich mutig reagieren, wenn uns Ungerechtigkeit nicht zornig macht? Wie können wir echtes Verständnis für einen anderen Menschen zeigen, wenn wir keine Liebe zulassen? Wie Abstand gewinnen und uns aus der erstickend wirkenden Schlinge ziehen, wenn wir den trägen Zustand nicht unerträglich finden?

»Wer intensiv genug Anteil nimmt, erreicht das Ziel.« Yoga Sutra I. 21

Bequemlichkeit und Mitgefühl

Buddha, der Erleuchtete, lebte einst ein bequemes Leben umgeben vom Luxus des königlichen Palastes. Es war des jungen Prinzen Neugier auf die Welt und die Ahnung, dass große Aufgaben auf ihn warteten, die ihn drängten, die Geborgenheit seines Schlosses zu verlassen und sich das Leben draußen anzusehen. Es war die Begegnung und die Entdeckung vom Unglück überall und der Ungerechtigkeit in der Welt, die tiefe Leidgefühle in ihm erweckten. Sie veränderten sein Leben. Für ihn gab es keine Rückkehr mehr in ein bequemes Leben, das aus Pomp und Reichtum bestand, und er kehrte ihm den Rücken. Durch sein Mitgefühl mit allen Lebewesen entwickelte er Liebe und Verständnis und begegnete damit dem Leiden der Welt.

Gefühle sind zunächst in ihrem Wesen leicht erkennbar, jedoch ist der Umgang mit ihnen schwer, weil sie sich aus unterschiedlichen Empfindungen zusammensetzen. Liebe oder Mut kann Eifersucht oder Stolz aus sich hervorbringen. Hier gilt es, die untergeordnete Stellung von Eifersucht und Stolz zu erkennen und nicht die Liebe oder den Mut zu unterdrücken, weil sie Eifersucht oder Stolz mit sich bringen können. Wir würden beiden zu viel Bedeutung einräumen und das wesentliche Gefühl völlig blockieren. Das würde zur Missstimmung führen, die Gedanken würden pessimistisch, und Schwermut könnte sich ausbreiten. Dies wiederum führte zur Interesselosigkeit an den Dingen, die ausweglos erscheinen. Die Bereitschaft zum Fühlen jedoch, auch wenn es schmerzhaft oder unangenehm ist, macht der Faulheit Beine und bewahrt uns Menschen davor, dass wir den gesunden Instinkt der Neugierde nicht in uns abtöten.

> *»Die Schulung des Fühlens und Denkens kann den Reifeprozess nicht ersetzen, auch bei besten Wachstumsbedingungen braucht die Natur Zeit zur Entfaltung.«* Yoga Sutra IV. 3

Übung: Der Weg zu einer aktiven Atmung

Geduld ist Widerstand gegen die Trägheit. Die träge Stimmung lässt das Brustbein in sich zusammensacken und den oberen Teil des Rückens krumm werden. Auch für eine gute Atmung ist Geduld ein wichtiges Gebot. Wenn wir dem Atem Zeit geben, wird er langsam und tief. Wenn wir das Ausatmen geduldig zu Ende gehen lassen, schaffen wir gute Bedingungen für eine tiefe Einatmung. Wenn wir ohne Eifer die Luft langsam hineinströmen lassen, wird der Einatem lang. Das führt zu einem angenehmen Weiten des Brustraumes, so dass der Brustwirbelbereich vom Rücken gerade wird und das Brustbein und damit auch der Kopf sich aufrichten. Hier folgt nun eine Sequenz, mit der Sie das oben Beschriebene üben können:

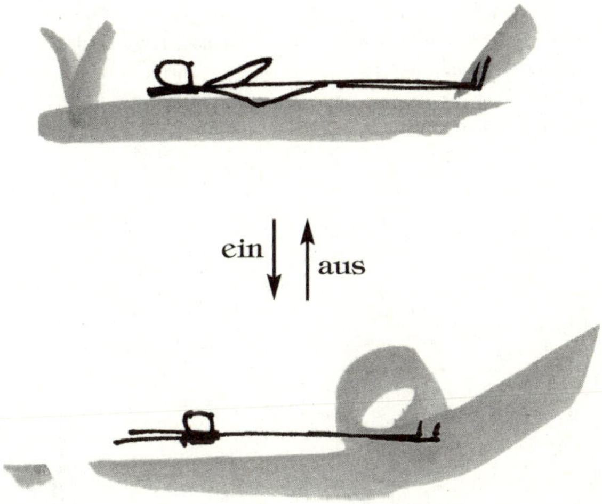

a) Rückenlage mit Kopf und Nacken auf einer Decke, Beine ausgestreckt, die Hände liegen jeweils auf dem Bauch und Brustkorb. Halten Sie die Augen am besten geschlossen. Lassen Sie den Atem ruhig durch die Nase fließen. Spüren Sie ihn zunächst, bevor Sie mit der Übung beginnen: Atmen Sie ein und heben Sie dabei langsam die Arme über die Senkrechte nach hinten zum Boden.
Atmen Sie in dieser Position langsam aus und lassen Sie die Ausatmung vollständig zu Ende gehen. Dass sie beendet ist, merken Sie daran, dass sich die Bauchdecke nach innen bewegt. Warten Sie 2 Sekunden und lassen Sie die Luft weitgehend passiv hineinströmen. Verzichten Sie darauf, den Einatem aktiv zu unterstützen. Dann wird er langsam, und der Brustkorb sowie der Bauch werden sich angenehm weiten. Warten Sie wieder 2 Sekunden, dann atmen Sie aus und führen dabei langsam die Arme in die Ausgangsposition zurück, die Hände jeweils auf Brust und Bauch liegend.
Wiederholen Sie diesen gesamten Ablauf etwa 10-mal.

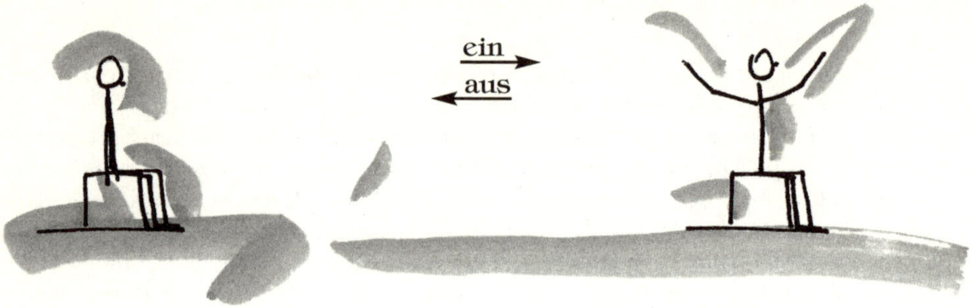

b) Setzen Sie sich mit aufrechtem Rücken auf einen Stuhl und lassen Sie die Arme seitlich hängen. Atmen Sie langsam ein und aus mit den jeweiligen Pausen und bewegen Sie das Kinn entsprechend hoch und runter. Atmen Sie noch einmal in der gleichen Weise ein und aus verbunden mit der Kinnbewegung.

Bewegen Sie diesmal die Arme seitlich in entsprechender Weise dazu.
Während Sie einatmen und die Arme heben, visualisieren Sie die Wirbelsäule nach und nach: den Hals-, den Brust- und den Lendenbereich und dann das Kreuzbein.
Wiederholen Sie diesen Ablauf etwa 10-mal.

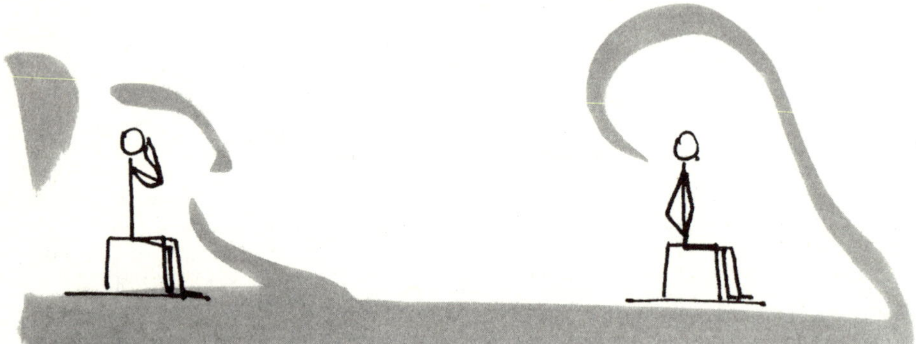

c) Legen Sie die beiden Hände an die Nasenflügel jeweils über die Augenhöhlen, atmen Sie sehr langsam durch die leicht verengte Nase ein und heben Sie entsprechend das Kinn an. Üben Sie beim Einatmen keinen Druck auf die Atmung aus. Wie schon bei der vorigen Übung visualisieren Sie dabei die Wirbelsäule.

Dann legen Sie die Hände aufeinander über den Bauch und atmen dann langsam durch die Nase aus, während Sie das Kinn entsprechend senken.
Wiederholen Sie diese Übung 10-mal.
Im Verlauf der Wiederholung merken Sie sich die etwaige Länge der Einatmung.

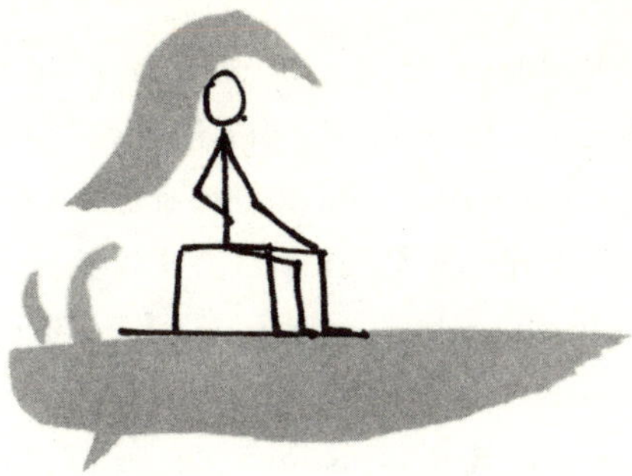

d) Lassen Sie eine Hand auf dem Bauch liegen. Atmen Sie geduldig und ohne dabei die Luft aktiv einzuziehen langsam ein, so dass jede Einatmung die Mindestlänge hat, die sie bei der vorigen Übung als Ihre Einatemlänge ermittelt haben. Atmen Sie so aus, dass die Luft in einem langsamen, dünnen Strom hinausfließt, und geben Sie sich Zeit für die vollständige Beendigung des Ausatmens. Zählen Sie im Stillen für sich jedes Einatmen und damit die Anzahl der Atemzüge: 1, 2, 3 … bis 10. Achten Sie darauf, dass Sie nach jedem Ein- und Ausatmen 2 Sekunden still bleiben.

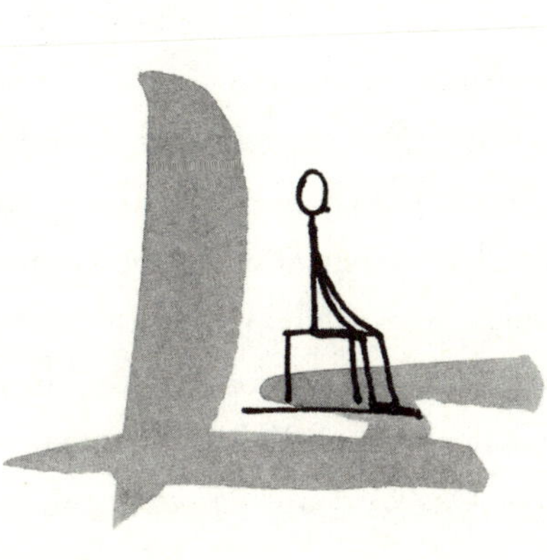

e) Entspannen Sie sich ein paar Minuten.

VI. Unkonzentriert sein

Eines der größten Probleme der heutigen Zeit ist die permanente Ablenkung durch Objekte. Objekte stürmen aus der Bildwelt der Werbung auf uns ein. Sie erscheinen in den Berichterstattungen des Fernsehens, sind ständig präsent durch die zahlreichen, immer neuen Produkte und lenken unsere Aufmerksamkeit auf die raffiniertesten künstlerischen Kreationen hin. Wir sind überall von Objekten umgeben, und sie fördern die Eigenschaft in uns, nicht bei einer Sache bleiben zu können. Die Kinder aus den konsumorientierten Ländern leiden darunter am meisten, denn Unkonzentriertheit dominiert ihr Verhalten in einem Alter, in dem der Mensch am lernfähigsten ist, so dass es bei vielen zu Störungen in ihrer Entwicklung kommt.

Aber auch wir Erwachsene leiden unter dem Antaraya der *Zerstreutheit.* Durch die starken Beanspruchungen beruflicher Zwänge werden wir aber zur Konzentration gezwungen. Die Anstrengung dieser erzwungenen Konzentration wirkt sich auf uns als »Stress« aus – da ist der Konkurrenzkampf, die ständige Überforderung durch Aufgaben, die Tatsache, dass wir unterschiedlichen Meinungen und Menschen gerecht werden müssen und vieles mehr. Dann meinen wir, den falschen Beruf ergriffen zu haben, und verspüren eine Unerfülltheit, weil wir das nicht erreichen können, was wir eigentlich möchten. So kommt das »Stresssyndrom« zu Stande, das sich auch im privaten Bereich auswirkt. Dann wird uns kein Objekt mehr in seiner Gesamtheit verständlich, weil wir uns permanent mit mehreren Dingen gleichzeitig beschäftigen. Wir geraten immer weiter weg von der natürlichen und angeborenen Fähigkeit, zu reflektieren und Frieden in uns zu spüren. Erst die Lust und Freude über einen längeren Zeitraum hinweg an etwas, das Spaß macht, kann die Energien wieder in eine Richtung lenken und uns in eine ausgeglichene Stimmung versetzen. Das wird uns davor bewahren, dass wir uns ausgelaugt fühlen.

»Wenn die Sinne nicht allzu leicht von äußeren Objekten gelenkt werden, werden sie gereinigt und das Innenleben gewinnt an Kraft.« Yoga Sutra II. 54

Der Schüler ohne Meister

Ekalavia folgte seinem Herzem und seiner Zuneigung. Obwohl er von dem berühmten Lehrmeister Guru Drona abgelehnt worden war, verehrte er ihn weiter, ohne seine Sinne zu zerstreuen. Sie blieben ganz auf ihn gerichtet. Drona, der große Lehrer für das Bogenschießen, hatte viele diszipliniert übende Schüler. Doch kaum einem außer Arjuna gelang es, Meisterschaft in dieser Kunst zu erlangen. Eines Tages ging Drona in die Wälder, um die Kunst seiner Schüler zu prüfen. Jeder Schüler zeigte seine Fähigkeiten. Auf einmal kam ein Hund, in dessen Maul fünf Pfeile steckten. Alle wunderten sich darüber, wer dieses Kunststück im Bogenschießen fertig gebracht hatte. Auch Drona, der Lehrmeister, war verblüfft. Sie suchten im Wald und stießen auf Ekalavia. Der kastenlose Ekalavia war vom königlichen Meister auf Grund der Hofetikette nicht als Schüler aufgenommen worden. Ekalavia aber hatte sich eine Figur des Lehrers zur Inspiration geschmiedet, dachte in seinem Herzen immer an Drona und übte unablässig. Durch seine hingebungsvolle Liebe für den Lehrer erreichte er die wahre Meisterschaft.

Gefühle geben der Imagination Flügel, und die Imagination wiederum vermag Gefühle zu erzeugen. Da jede kreative Tätigkeit die Imagination braucht, sind Gefühle wichtige Schaffenskräfte. Doch kann die Imagination sowohl konstruktive, kreative Kräfte auslösen wie auch destruktive. An der Entwicklung und an den Ergebnissen unserer Imagination lässt sich erahnen, ob Gefühle sie zu stark angetrieben haben und zu einem Problem werden, das uns aus der Balance, die der kreative Prozess beansprucht, geworfen hat, so dass wir in keiner ruhigen Stimmung mehr sein können. Wenn Shanta, der Frieden, sich nicht mehr in uns etablieren kann, dann haben die Gefühle so viel Eigenständigkeit erlangt, dass sie wie wilde Pferde in alle Richtungen rennen und die Kutsche – uns – nicht mehr vorwärts ziehen kann. Das Ergebnis ist, dass wir noch zerstreuter sind und uns nicht mehr konzentrieren können. Hier kann die stille Reflexion, die Meditation über eine Sache, zu der wir hingeneigt sind, ein Lösungsweg sein.

> *»Wenn das Citta, das vorgründige, meinende Selbst, zur Stille gekommen ist, gelingt alles: vom kleinsten Atom bis hin zum großen Makrokosmos, alles gelangt unter die Kontrolle eines solchen Menschen«.* Yoga Sutra I. 40

Übung: Anteilnehmen an der Atmung

Achtsamkeit ist die einzige Lösung gegen Zerstreutheit, sie ist aber nicht gleichzusetzen mit disziplinierter Konzentration. Sie ist die interessierte Anteilnahme an der Aufgabe, die vor uns liegt. Gefühle sowie Gedanken sind dabei eingespannt. Wer mit Achtsamkeit die Übungen hier durchführt, wird zur stillen Konzentration gelangen. Die Atmung ist mehr als ein Luftaustausch, der den Körper vom Kohlendioxid befreit. Sie ist das Symbol schlechthin für das unermesslich komplexe Uhrwerk, das unser Körpersystem antreibt. Durch diese Tatsache verdient sie unsere Achtung und Bewunderung. Ihre Wesenhaftigkeit fordert uns auf, sie liebevoll zu behandeln. Die folgende Sequenz zeigt, wie wir den Atem achtsam und mit etwas mehr Gefühl behandeln können:

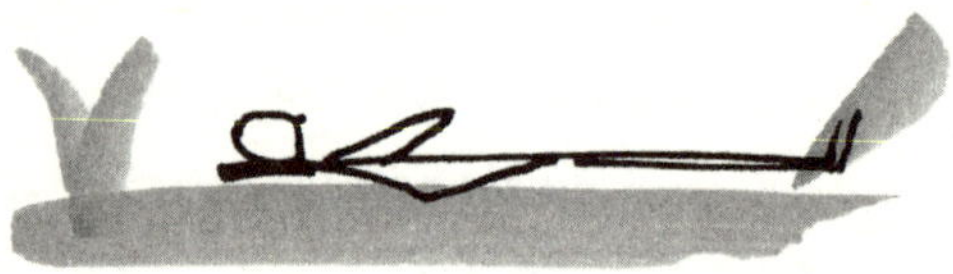

a) Rückenlage, gegebenenfalls Kopf und Nacken auf einer Decke, Beine ausgestreckt, Hände jeweils auf Bauch und Brustkorb. Halten Sie die Augen am besten geschlossen. Lassen Sie den Atem ruhig durch die Nase fließen.
Spüren Sie zunächst das Heben des Brust- und Bauchraumes bei der Einatmung. Atmen Sie sehr langsam aus und lassen Sie dabei den Bauch allmählich sinken, zum Ende der Ausatmung lassen Sie auch den Brustraum sinken. Spüren Sie die Stille, dann visualisieren Sie den Beginn der Einatmung, bevor Sie die Luft langsam hineinströmen lassen. Dabei lassen Sie den Brust- und Bauchraum sich heben. Spüren Sie die Atemfülle. Dann visualisieren Sie den Beginn der Ausatmung, bevor Sie die Luft wieder langsam hinausströmen lassen.
Wiederholen Sie dies 10-mal.

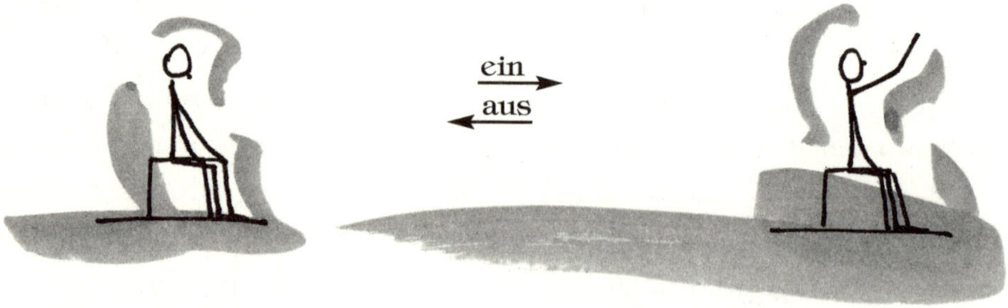

b) Setzen Sie sich mit aufrechtem Rücken auf einen Stuhl, heben und bewegen Sie die Arme seitlich, während Sie langsam auf folgende Weise ein- und ausatmen: Halten Sie inne und visualisieren Sie zunächst den Beginn der Einatmung. Beginnen Sie dann einzuatmen, bevor Sie damit anfangen, einen Arm zu heben, so dass sich die Armbewegung in das Einatmen hineinfügt. Warten Sie am Ende der Bewegung das Ende des Einatemgeschehens ab, indem Sie die Bauchdecke sich entspannt wölben lassen. Halten Sie für 2 Sekunden inne.
Visualisieren Sie zunächst den Beginn der Ausat-

mung. Beginnen Sie dann auszuatmen, bevor Sie damit anfangen, den Arm zu senken, so dass sich die Armbewegung in das Ausatmen hineinfügt. Atmen Sie vollständig aus, so dass sich die Bauchdecke nach innen bewegt. Halten Sie 2 Sekunden inne.

Wiederholen Sie den Ablauf mit dem anderen Arm. 5-mal jeweils abwechselnd mit einem Arm.

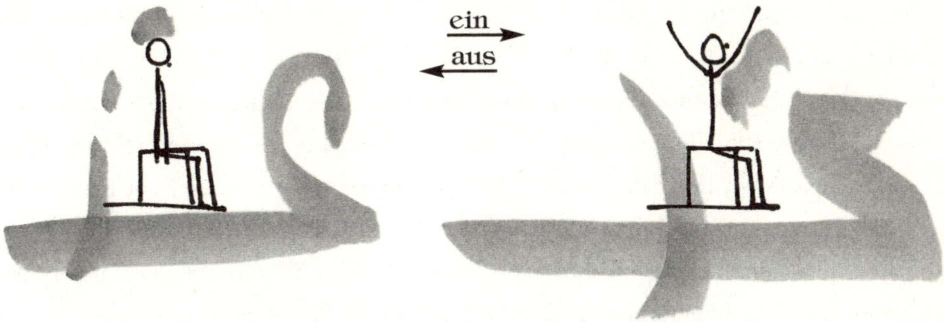

c) *Wiederholen Sie die vorige Übung, diesmal mit beiden Armen gleichzeitig 10-mal.*

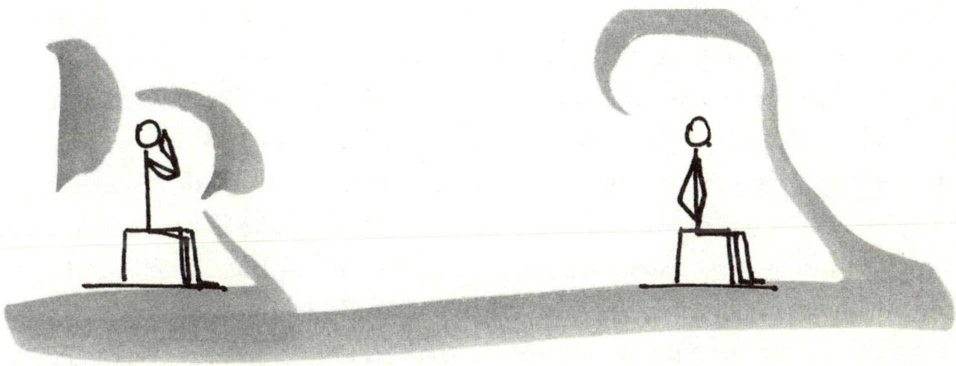

d) Legen Sie die beiden Handkanten an die Nasenflügel mit den Handflächen jeweils über den Augenhöhlen. Das Kinn hebend, atmen Sie sehr langsam ein. Fühlen Sie achtsam während des gesamten Einatmens die Luft durch die Nase strömen.
Legen Sie die Hände aufeinander auf den Bauch. Das Kinn senkend, atmen Sie langsam aus. Fühlen Sie achtsam während des gesamten Ausatmens die Bewegung der Bauchdecke, bis die Ausatmung vollständig zu Ende gegangen ist.
Wiederholen Sie diese Übung 10-mal.

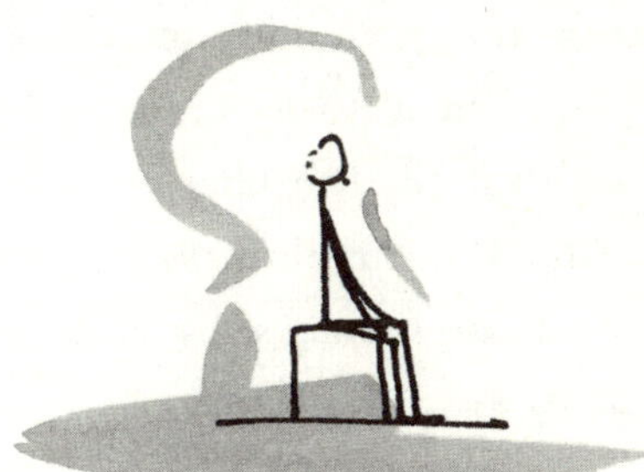

e) Entspannen Sie sich ein paar Minuten.

VII. Uneinsichtig sein

Wir leben mit vielen Vorurteilen. Wir bilden uns Meinungen, ohne die Dinge ganz in ihrem Wesen durchschaut zu haben. Fremde Sprachen und Kulturen trennen uns davon, die Menschen anderer Länder zu verstehen. Trotzdem mischen wir uns in ihr Leben ein, fällen Urteile und meinen, über sie bestimmen zu können. »The colonial spirit«, der auch die indische Kultur in ihrer Substanz getroffen hat, lebt in uns allen weiter. Die Gebildeten bestimmen über die Ungebildeten, die Aristokraten über die Nichtadeligen, die Reichen über die Armen. Aber können wir beispielsweise behaupten, dass wir uns nahe stehende Menschen verstehen? Wissen wir etwas über ihre Erfahrungen, und wenn, können wir diese auch nachvollziehen? Durch all unser angelerntes Wissen neigen wir dazu, uns Meinungen zu bilden, ohne wirkliche Einsicht gewonnen zu haben. Normalerweise können wir die Gedanken unseres Gegenübers nicht lesen, weshalb wir uneinsichtig bleiben. Trotzdem bilden wir uns eine feste Meinung über ihn, ohne ihn oder die Sachlage ganz durchschaut zu haben. Zuzugeben, dass wir etwas nicht verstanden haben, fällt uns schwer. Lieber reden wir uns ein, dass wir die Übersicht über unser Leben und das der anderen haben. Diese Einbildung, Einsicht in Dinge zu haben, ist das Antaraya der *Verblendung,* das unser Einfühlungsvermögen vernebelt. Hat jemand Schmerzen, körperlich oder seelisch, können wir das spüren und mitempfinden. Wir dürfen uns jedoch nicht anmaßen, gleich zu wissen, woher diese Schmerzen kommen. Hier ist zunächst die gefühlvolle Anteilnahme wichtiger, da wir sonst beginnen, die Gefühle zu manipulieren, und wir dann den Irrungen des Geistes unterliegen. Das Empfinden, dass es erstaunliche Dinge gibt, die wir nicht mit dem Verstand erfassen, aber als etwas Wundervolles hinnehmen können, hilft uns, dieses Antaraya der Uneinsichtigkeit zu vermindern. Dass wir nicht alles wissen, ist eine sehr wichtige Erfahrung. Wirkliches Wissen, das uns auch zur Klarheit über uns selbst führt, basiert auf dieser gleichen Erfahrung. Das anzuerkennen führt uns weg von Verblendungen und Unklarheiten, aus denen heraus wir uns ständig selbst etwas vormachen und wir uns nach außen ganz anders geben, als wir wirklich sind.

»Die Reflexion über Fühlen und Denken macht sichtbar, was andere Menschen bewegt.« Yoga Sutra III. 19

Der Gelehrte im Zölibat

Shankara, der Gelehrte, bereiste einst Indien von der Südspitze bis zum Himalaja. Er bewies durch seine klugen Reden, dass er ein großer Gelehrter war. Mandanamisra, der größte Gelehrte des Landes, forderte ihn zu einem Rededuell heraus, und es folgte eine Auseinandersetzung, bei der die Frau des Gelehrten, Bharatidevi, die Schiedsrichterin war. Nach mehreren Tagen musste sich der Herausforderer von Shankara geschlagen geben. Aber nun forderte die Schiedsrichterin Shankara heraus. Es gab nochmals einen Zweikampf der Meinungen und Argumente, der viele Tage dauerte. Liebe wurde als das wichtigste Thema des Lebens diskutiert. Shankara wurden Fragen über die Liebe gestellt, die er nicht beantworten konnte, da er immer zölibatär gelebt hatte. Er erbat sich deshalb Zeit. Er beauftragte seine Schüler, nachdem er seinen Körper verlassen hatte, seine Körperhülle aufzubewahren. Er trat dann in den Körper eines gerade verstorbenen Königs ein, wurde ganz zu der anderen Person und weilte in seiner Gestalt an dessen Hof, um über die Liebe und die damit verbundenen Gefühle zu lernen. Nach vielen Jahren kehrte er zurück in seinen Körper, nahm den Wettstreit mit Bharatidevi wieder auf und besiegte seine Gegnerin. Erst nach dieser Erfahrung konnten seine Lehren den Menschen einen Gewinn bringen, und er konnte sich zum bedeutendsten Philosophen seiner Zeit entwickeln.

Mehr noch als die Gedanken, die als objektive Wahrnehmungen verstanden werden, trennen wir die Gefühle in »gut« und »schlecht«. Rufen Gefühle glückliche Stimmungen hervor, empfinden wir sie als gut, und gehen aus ihnen leidvolle Stimmungen hervor, beurteilen wir sie als schlecht. Leid und Glück sind starke Empfindungen, nach denen wir unseren Alltag ausrichten. Sie dominieren das Bewusstsein, so dass wir ständig damit beschäftigt sind, die Glücksgefühle zu steigern und die Leidensgefühle zu verringern, anstatt über die vielen verschiedenen Wege, die das Leben nimmt, und die Irrungen und Wirrungen der Liebe nachzusinnen.

Die Einbildungen ergeben in uns einen Stau, der den Zugang zur Klarheit blockiert. Ein Moment der Einsicht erfordert eine Atempause!

> *»Hindernisse können überwunden werden durch das vollständige Ausatmen und das Halten des Atems nach dem vollständigen Ausatmen.«* Yoga Sutra I. 34

Übung: Die kontrollierte Atmung

Wir verlieren den Bezug zur Realität, wenn sich unsere Unternehmungen an unnatürlichen Zielen orientieren, die unseren eigentlichen menschlichen Möglichkeiten und Potenzialen nicht entsprechen. Würden wir den Atem in einer Art und Weise vertiefen und vergrößern, die dem gesunden, natürlichen Fluss des freien Atems widerspricht, so kämen wir in eine Sackgasse. Der Atem ist schließlich ein Spiegelbild des Kreislaufs, des Stoffwechsels und der mentalen Erregung. Daher ist wichtig, dass die Atemübungen mit den physiologischen Gegebenheiten des Atems im Einklang stehen. Es ist wichtig, achtsam vorzugehen, während wir mit dem Atem wie bei der folgenden Sequenz üben:

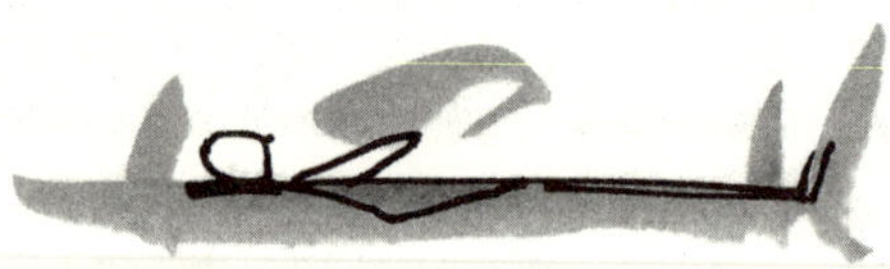

a) Rückenlage, gegebenenfalls Kopf und Nacken auf einer Decke, Beine ausgestreckt; Hände jeweils auf dem Bauch und Brustkorb. Halten Sie die Augen geschlossen. Lassen Sie den Atem ruhig durch die Nase fließen. Spüren Sie zunächst das Heben des Brust- und Bauchraumes bei der Einatmung. Atmen Sie sehr langsam aus und lassen Sie dabei den Bauch allmählich sinken. Zum Ende der Ausatmung lassen Sie auch den Brustraum sinken. Spüren Sie die Stille, dann visualisieren Sie den Beginn der Einatmung, bevor Sie die Luft langsam hineinströmen lassen. Dabei lassen Sie den Brust- und Bauchraum sich heben. Spüren Sie die Atemfülle. Visualisieren Sie dann den Beginn der Ausatmung, bevor Sie die Luft wieder langsam hinausströmen lassen. *Wiederholen Sie dies 10-mal.*

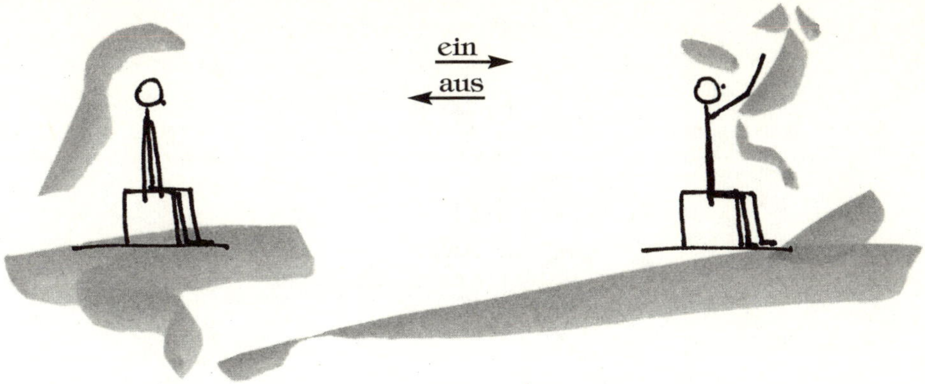

b) Setzen Sie sich mit aufgerichtetem Rücken auf einen Stuhl, heben und senken Sie die Arme seitlich, während Sie folgendermaßen langsam ein- und ausatmen: Halten Sie inne, richten Sie Ihre Aufmerksamkeit auf die Halsgrube und beginnen Sie dann einzuatmen. Heben Sie langsam einen Arm hoch, so dass sich diese Bewegung in das Einatmen hineinfügt. Warten Sie am Ende der Bewegung das Ende des Einatemgeschehens ab, indem Sie die Bauchdecke sich angenehm wölben lassen, und halten Sie dann 2 Sekunden inne.

Richten Sie zuerst Ihre Aufmerksamkeit auf den unteren Bauchbereich und beginnen Sie dann auszuatmen. Fangen Sie an, nach und nach den Arm zu senken, so dass sich die Armbewegung in das Ausatmen hineinfügt. Halten Sie Ihre Aufmerksamkeit auf den unteren Bauchbereich gerichtet, bis Sie ganz ausgeatmet haben. Halten Sie für 2 Sekunden inne.
Wiederholen Sie dann den Ablauf. 5-mal jeweils abwechselnd mit einem Arm.

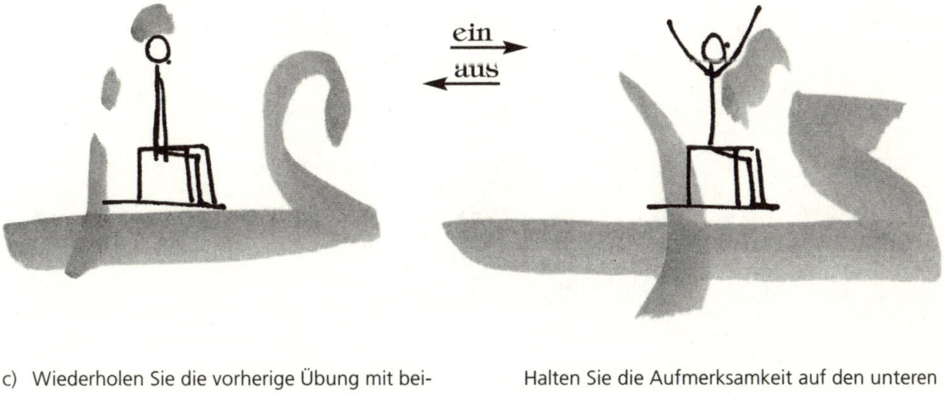

c) Wiederholen Sie die vorherige Übung mit beiden Armen. Während Sie einatmen, visualisieren Sie diesmal nach und nach den Atemraum: die Halsgrube, Brustkorb, Zwerchfell, den oberen und den unteren Teil des Bauches.

Halten Sie die Aufmerksamkeit auf den unteren Teil des Bauches gerichtet, atmen Sie langsam aus und senken Sie allmählich die Arme.
Wiederholen Sie dies 10-mal.

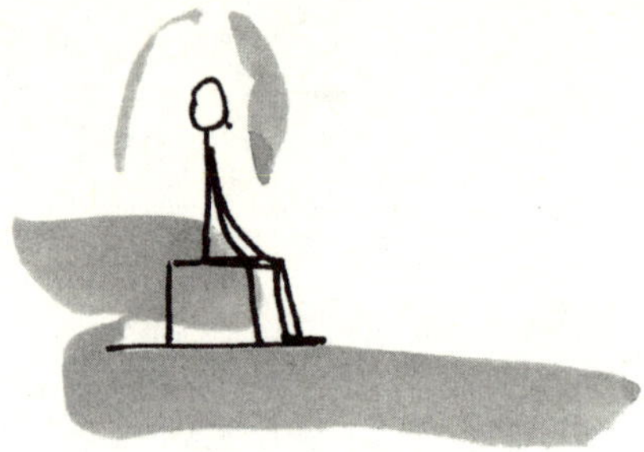

d) Atmen Sie langsam ein und spüren Sie dabei den Atemraum: die Halsgrube, den Brustkorb, das Zwerchfell, den oberen und den unteren Teil des Bauches. Nutzen Sie den Einatem, um Ihren Rücken gut aufzurichten. Halten Sie zwei Sekunden den Atem fest an. Atmen Sie langsam aus und spüren Sie nach und nach den unteren und den oberen Teil des Bauches, die Zwerchfellgegend, das Brustbein und die Schultern, ohne dabei die Aufrichtung des Körpers zu vernachlässigen. Halten Sie zwei Sekunden den Atem an.
Wiederholen Sie dies 10-mal.

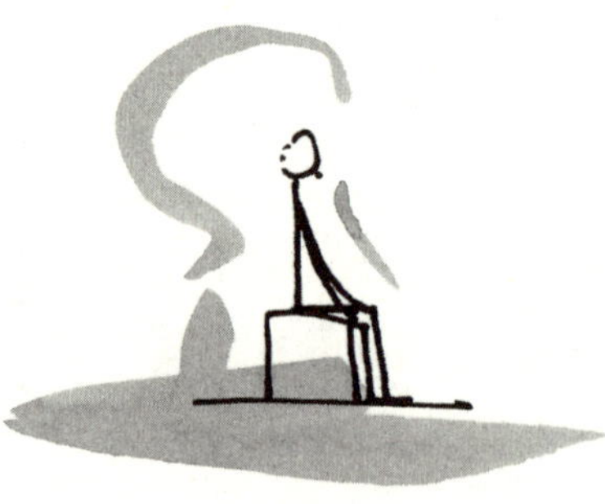

e) Lassen Sie die Bewegungen des Atems zur Ruhe kommen und bleiben Sie still sitzen.

VIII. Ungläubig sein

Wir nehmen unsere Ideale und Selbstansprüche ernst – zu ernst, denn oftmals können wir ihnen nicht gerecht werden. Wir wären gern Nichtraucher, sind aber vom Rauchen abhängig, und können es deshalb nicht lassen. Uns unsere Abhängigkeit einzugestehen und zu erkennen, wie weit wir von unserem Wunsch, nicht zu rauchen, entfernt sind, ist nicht leicht für uns. Wir wären gern gewaltlos, verletzen unser Gegenüber aber mit kritischen Worten, ohne dass wir es wollen. Wir denken nicht über die Wirkung dieser Worte nach, weil wir nicht einsehen wollen, dass wir von einer Welt ohne Streit weit entfernt sind. Wir fühlen uns wertlos, weil wir nicht so sein können, wie wir es uns wünschen. Wir denken allmählich, wir haben kein Anrecht auf das Ideale und verlieren langsam den Glauben daran. Wir werden sarkastisch, zunächst uns selbst gegenüber, weil wir anscheinend kein Ziel verfolgen können, da es eh für uns unerreichbar ist. Wir beginnen, andere zu belächeln und über die zu lästern, die in ähnlichen Situationen sind. *Ungläubigkeit* ist eine Eigenschaft, mit der wir uns selbst von Entwicklungsprozessen aussperren.

Unsere Vernunft sagt uns zwar, dass wir nicht alles erreichen können, was wir uns wünschen. Aber das bedeutet noch lange nicht, dass wir durch Selbstunterschätzung das Maß viel niedriger setzen und unseren Fähigkeiten weniger zutrauen sollten, als wir zu leisten im Stande sind. Denn das kann letztlich dazu führen, dass wir uns gar nichts mehr zutrauen. Wenn wir schon von vornherein sagen: »Das kann ich nicht«, und zu früh aufgeben, führt uns dies zu Frustrationen, und wir beginnen zu resignieren. Diese Stimmung nimmt uns die Kraft, über unseren eigenen Schatten zu springen oder die von uns selbst geschaffenen Grenzen zu sprengen, um die Taten zu vollbringen, von denen wir träumen. Stattdessen haben wir uns in das Antaraya der *Ungläubigkeit* verwickelt, das zur völligen Hoffnungslosigkeit führen kann, durch die wir allem mit Zynismus begegnen. Um dieser Haltung entgegenzuwirken, ist Gelassenheit notwendig. Sie entsteht durch die Erkenntnis, dass wir alle nicht fehlerfrei und perfekt sind. Hierbei kann es hilfreich sein, dass wir die Dinge auch mal leicht und heiter anstatt zynisch und verbissen angehen, und über unsere Fehler lachen können. So können wir das vermeintliche Minderwertigkeitsgefühl überwinden. In vielen Situationen können wir die strenge Ratio oder die regierende Vernunft überwinden, wenn wir Spaß an der Sache entwickeln.

Bei einer Wanderung lässt uns die Freude am Laufen oft schwierige Kletterstellen überqueren, bei denen unser Verstand uns sagen würde, dass wir dazu niemals in der Lage sind. Oft werden wir auch nur deshalb ungläubig, weil wir uns mit anderen vergleichen, die andere Voraussetzungen haben als wir.

> *»Die Intensität der jeweils notwendigen Übung liegt im Naturell jedes einzelnen Menschen – sie kann nicht durch einen Vergleich mit anderen festgestellt werden.«* Yoga Sutra I. 22

Gefühle verleihen Flügel

Hanuman war der treue Diener von Rama, der in Wirklichkeit der große Gott Vishnu ist, dessen ideale Gestalt sich in ihm als Mensch inkarniert hat. Hanuman sah in Rama das Ideal, dem er dienen und mit dem er auf ewig in Verbindung bleiben wollte. Hanuman litt mit, als Rama verzweifelt nach seiner entführten Frau Sita suchte. Er half Rama bei der Suche nach Sita und drang durch die Dschungel bis zur südlichsten Spitze Indiens vor, ohne sie jedoch zu finden. Das Meer behinderte die weitere Suche nach Sita, von der erzählt wurde, dass sie in einem fliegenden Gefährt entführt worden sei. Hanuman ahnte, dass Sita sich auf der südlichen Insel über dem Meer befinden musste.

Die Kraft seiner Liebe zu Rama und dessen Frau Sita, sein Glauben an sie, verlieh ihm Energie. Er sprang auf das Meer hinaus und konnte plötzlich fliegen. Die Kraft seines Glaubens, dass er Sita finden und sie mit Rama wiedervereinigen werde, erhob ihn selbst zum Gott, dem in Form einer Affengestalt in den meisten Tempeln Indiens gedacht wird. Er ist ein vollkommenes Symbol für Glaube, Liebe und Hoffnung, kurz, er ist die Inkarnation des ergebenen Dienens, das, wie die erotische Liebe auch, zu Bhakti, der Hingabe, führen kann.

Die uneingeschränkte, gefühlsbetonte Begeisterung für eine Sache hilft, unsere Energie zu entfachen und uns unseren Visionen näher zu bringen. Es ist das tief in uns sitzende Vertrauen, das – unabhängig von einem Objekt, in das das Vertrauen gesetzt wurde – als eine angeborene Kraftquelle in uns verankert ist. Wenn wir jedoch aufgrund von »blindem« Vertrauen die Urteilskraft oder die Vernunft verlieren, gerät auch die Empfindung außer Kontrolle, und wir werden hörig. Gefühle sind manchmal mächtiger und klarer als Gedanken, aber sie werden zu einem Problem, wenn ihnen Klarheit und Unterscheidungsfähigkeit geopfert werden. Hanuman hat in Rama das vollendete Ideal gesehen und erkannt, aufgrund dessen er ihm liebend zu dienen begann.

»Sich mit dem Thema Kraft zu verbinden lässt unendliche Kraft entstehen.«
Yoga Sutra III. 24

Übung: Die volle Atmung

Der Atem kann unsere Unsicherheit und Ängste oder unseren Kummer widerspiegeln. Wenn er in Mitleidenschaft gezogen wird, verliert er seinen eigenen, natürlichen Rhythmus. Dominieren die Hindernisse, so werden die Gedanken trübsinnig und der Körper verspannt sich. Für den Atem wichtige Organe wie das Zwerchfell, die Bauchmuskeln und das Herz erleiden eine Enge, was dazu führt, dass wir unnatürlich atmen und den Atem dabei schädigen. Waren es vorübergehende, oberflächliche Hindernisse, reguliert sich die Atmung von allein. Sind es jedoch sich wiederholende, nachhaltige Störungen, so braucht der Atem die aktive Hilfe, um wieder in einen gesunden, natürlichen Fluss zu gelangen. Die dafür notwendige Stärke entwickelt der Atem durch die tiefe und volle Atmung, die in folgender Weise geübt werden kann:

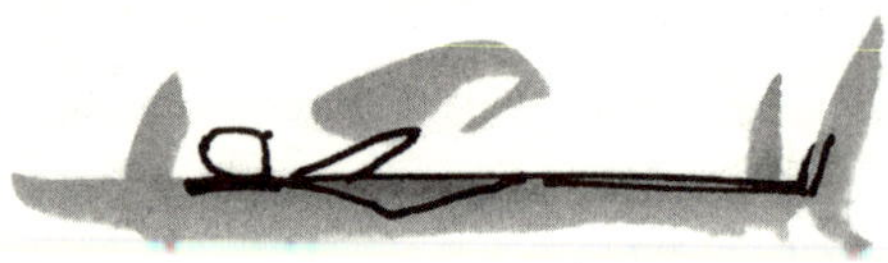

a) Rückenlage, gegebenenfalls Kopf und Nacken auf einer Decke, Beine ausgestreckt, Hände jeweils auf dem Bauch und Brustkorb. Sie halten die Augen am besten geschlossen. Lassen Sie den Atem ruhig durch die Nase fließen. Spüren Sie zunächst das Heben des Brust- und Bauchraumes bei der Einatmung. Atmen Sie sehr langsam aus und lassen Sie dabei den Bauch allmählich sinken. Zum Ende der Ausatmung hin lassen Sie auch den Brustraum los. Spüren Sie eine Sekunde lang die Stille. Dann lassen Sie die Luft langsam hineinströmen. Dabei lassen Sie nach und nach den Brust- und Bauchraum sich heben. Spüren Sie eine Sekunde lang die Fülle im Atemraum.
Wiederholen Sie dies 10-mal.

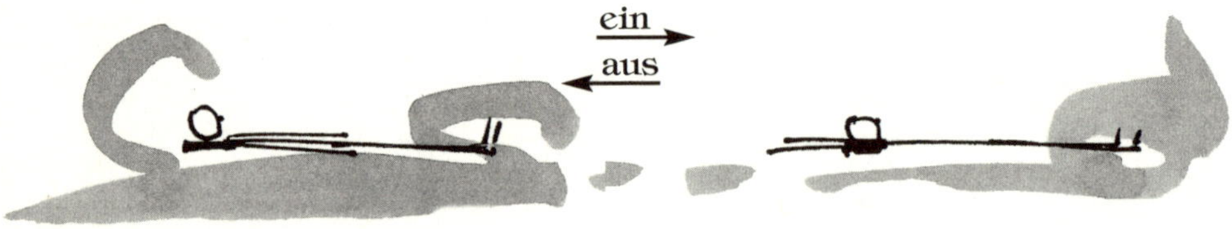

b) Rückenlage, Hände auf dem Boden neben dem Körper. Atmen Sie langsam ein und führen Sie dabei die Arme über den Kopf nach hinten zum Boden. Halten Sie den Brustkorb geweitet und atmen Sie langsam aus, indem Sie erst einmal nur die Bauchdecke zurücksinken lassen. Erst nach und nach sinkt der Brustkorb, während Sie das Ausatmen langsam und vollständig zu Ende führen. Halten Sie die Bauchdecke zunächst eingezogen und lassen Sie die Luft langsam wieder hineinströmen. Erst im Verlauf des Einatmens lassen Sie die Bauchdecke sich weiten, so dass sich auch im Bauchraum die Atembewegung ausbreitet. Warten Sie auch hier eine Sekunde. Atmen Sie noch einmal aus, indem Sie zuerst den Brustkorb halten und nur den Bauch sich bewegen lassen. Im Verlauf des Ausatmens lassen Sie auch den Brustbereich sich senken und bewegen Sie dabei die Arme langsam zurück in die Ausgangsposition.
Wiederholen Sie den Ablauf etwa 5-mal.

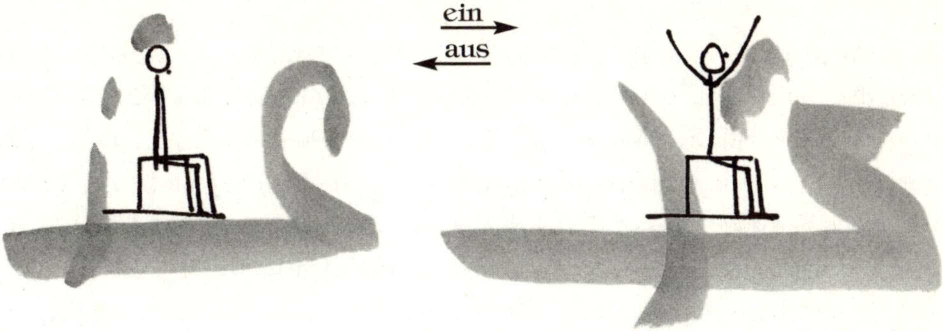

c) Setzen Sie sich auf einen Stuhl und halten Sie Ihren Rücken aufgerichtet. Heben und senken Sie die Arme seitlich, während Sie folgendermaßen langsam ein- und ausatmen: Spüren Sie den Beginn der Einatmung im Brustkorb, indem Sie während der ersten Sekunden des Einatmens die Bauchdecke halten. Heben Sie die Arme im Verlauf des langsamen Einatmens.
Verweilen Sie nach Ende des Einatmens noch eine Sekunde ruhig. Dann spüren Sie den Beginn der Ausatmung im Bauchbereich, indem Sie während der ersten Sekunden des Ausatmens den Brustkorb halten. Senken Sie die Arme im Verlauf des langsamen Ausatmens.
Halten Sie eine Sekunde inne und wiederholen Sie einen Atemzug im gleichen Stil, diesmal ohne die Arme zu bewegen.
Wiederholen Sie den Ablauf 5-mal.

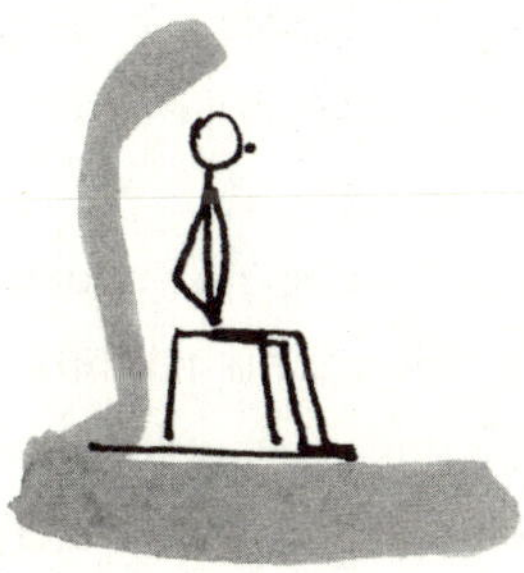

d) Lassen Sie beide Hände bequem auf den Bauch liegen. Atmen Sie langsam ein und richten Sie dabei den Rücken auf. Halten Sie den Atem 3 Sekunden lang an und spüren Sie die Atemfülle. Atmen Sie sehr langsam aus und halten Sie bis zur vollständigen Beendigung der Ausatmung den Rücken aufgerichtet. Halten Sie den Atem 3 Sekunden lang an und spüren Sie die Atemleere.
Wiederholen Sie diese Übung 10-mal.

e) Während Sie entspannt sitzen, lassen Sie den Atem frei fließen und spüren Sie ihn. Beginnen Sie allmählich, jedes Ausatmen und damit die Anzahl der Atemzüge im Stillen für sich zu zählen, ohne dabei die Atembewegung willentlich zu steuern. Sie können mit 100 beginnen, und abwärts zählen: 100, 99, 98 usw. ... Bleiben Sie still sitzen und beobachten Sie die Atembewegung.

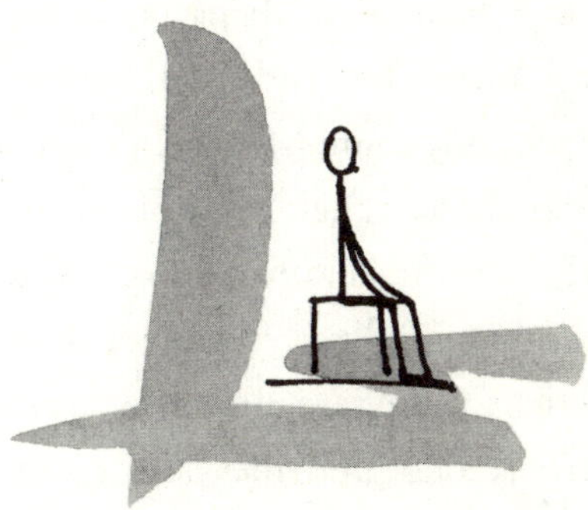

IX. Unbeständig sein

Beim Antaraya der *Ungläubigkeit* haben wir eine Vision, von der wir aber annehmen, dass wir sie nicht verwirklichen können. Beim Hindernis der *Unbeständigkeit* haben wir ebenfalls eine Vision, von der wir sogar felsenfest überzeugt sind, dass wir sie auch erreichen können, nur ändern wir unsere Meinung und unser Verhalten. Noch bevor wir am Ziel sind, haben wir plötzlich eine andere Idee. Diese neue Idee verfolgen wir dann wieder begeistert, bis die nächste Idee kommt. All unser Fühlen und Denken scheint der Zeit unterworfen zu sein und sich ständig, wie ein Blatt im Wind, zu drehen und zu wenden. Weil – trotz vieler guter Voraussetzungen – die Ausdauer oder Beharrlichkeit fehlt, mit dem Idealen zu verschmelzen, scheint es, als ob wir von etwas verfolgt würden. Mal sind wir so, mal anders, als würden wir weggetrieben und als wirke eine Kraft, die verhindert, dass wir bei der Sache bleiben, die uns doch anfänglich so wichtig erschien und die wir auch mit Geduld angegangen sind. Was ist es, das uns zu verfolgen scheint? Warum ändern wir uns ständig?

Wir sind unbeständig, weil wir leiden und auf Linderung hoffen. Sehen wir einen Ausweg aus dieser Situation, werden wir euphorisch. Da sich die Dinge aber nicht schnell genug ändern – denn Veränderungen setzen langwierige Prozesse voraus –, wenden wir uns ab und suchen einen anderen Weg.

Es ist ein Kennzeichen der heutigen Zeit, dass wir ständig mit neuen Ideen konfrontiert werden. Religionen, Denksysteme und Wissenschaften überfluten den Globus und stürmen aus allen Regionen dieser Welt auf uns ein, losgelöst vom kulturellen Hintergrund, mit dem sie jeweils verbunden sind. Entweder bleiben sie uns fremd, oder aber wir picken uns heraus, was uns nützlich erscheint, und sind montags beim Zen, dienstags beim Yoga, mittwochs bei den Sufis, donnerstags beim indianischen Erdritual, freitags beim Voodoo, samstags bei der chinesischen Kampfkunst, sonntags beim afrikanischen Tanzworkshop, nicht zu vergessen, dass wir dazwischen auch noch Stunden bei unserem westlich geprägten Psychotherapeuten verbringen, um alles zu ordnen und unsere innere Unbeständigkeit zu analysieren! Wir sollten erkennen, dass wir nicht nur Opfer der Globalisierung von materiellen, sondern auch von spirituellen Dingen werden können. Dabei gilt: In Einem ist alles, und alles ist auch in Einem! Würden wir doch eine Sache beharrlich verfolgen, sie mit uns und unserer eigenen Kultur verbinden, sie in uns wachsen lassen, wir würden grenzenloses Wissen erlangen. Die verschiedenen indischen Wissenschaften, seien es Ayurveda, Yoga, Mathematik, Grammatik, Kunst oder Tanz, sind alle ein Tantra (Wissenschaft der Einheit), weil, wenn man eine von ihnen von Grund auf gelernt und verstanden hat, man auch die anderen begreift. Doch meistens braucht man ein Leben lang, um eine zu verstehen und zu meistern.

Vor was flüchten wir also, was ist es, das uns treulos werden lässt und immer zu Neuem treibt? Es ist die *Angst,* etwas zu verpassen. Diese Angst nimmt uns die Standhaftigkeit, und wir bewegen uns in vielerlei Richtungen. Es ist auch die Angst, sich einzulassen. Sie treibt uns immer wieder in neue Liebesbeziehungen und Freundschaften, in denen wir dann wiederum zwar alles suchen, aber nichts finden können, weil wir, bevor wir zu einem spirituellen Gefühl der Verbindlichkeit vorgedrungen sind, schon die nächste Beziehung begonnen haben. Die Ursache dafür ist eine grundlegende Angst, mit dem Idealen zu verschmelzen und umwälzende tiefe Erkenntnisse zu erlangen! Sie könnten unser bequemes Leben verändern und unser Alltagsgleichgewicht erheblich stören.

»Beharrliche Ausrichtung der Gefühle und Gedanken auf ein Thema löst die individuellen Hindernisse auf.« Yoga Sutra I. 32

Die Kraft der Gefühle

Es sind die vielen archaischen Frauengestalten der alten Kulturen, die eine große Beharrlichkeit und eine grenzenlose Treue ihren Idealen gegenüber in sich tragen, mit der sie durch das Leben gehen und die sie auch verteidigen. In der griechischen Mythologie ist es Antigone, die beharrlich ihre Ideale verfolgt und ihren Bruder beerdigt, womit sie gegen die Gesetze verstößt. Es ist Medea, die ihre Rache beharrlich verfolgt, um das ihr angetane Leid der Welt als Opfer darzubringen. Es ist Savitri, die ihre Angst überwindet und ihrem Mann bis in das Reich der Toten folgt und mit dem Todesgott streitet, um ihn zurückzuholen. Es ist Sita, die ihre Treue vor aller Welt beweist, in dem sie in die Flammen geht und nicht verbrennt, denn das kleine Feuer ist machtlos gegenüber der Glut ihrer weiblichen Treue. Es ist Draupadi, die beharrlich ihre fünf Männer mit nie versiegender Wut antreibt, für die Gerechtigkeit zu kämpfen und niemals aufzugeben.

Gefühle gehören allen und sind zeitlos, werden aber in sehr persönlichen und in intimen Situationen erweckt. Wenn wir uns auf sie einlassen, dabei aber vergessen, was ihre Ursache war, können sie verdecken, aus welchen Motiven heraus wir handeln. Dann könnte unser Ego sie schnell missbrauchen, um sich selbst zu erhöhen. Das würde bedeuten, dass Draupadis Wut nur auf einem selbstbezogenen, egoistischen Motiv wie dem ihrer persönlichen Rache beruhen würde und nicht darauf, dass sie die Ungerechtigkeit bekämpfen will. Antigone hätte ihren Bruder nur aus verwandtschaftlichem Pflichtgefühl beerdigt und nicht um ihre Idee der Menschlichkeit, die über allem – auch jedem Gesetz – steht, zu verteidigen.

»Hindernisse werden durch das Besinnen auf das ewig leuchtende innere Licht überwunden, welches von Leid unberührt ist.« Yoga Sutra I. 36

Übung: Das Herz der Atmung

Kommt die Stimme, die in uns gerade spricht, vom Kopf oder aus dem Herzen? Ist der Atem in harmonischer Einheit mit uns oder nicht? Er fließt nicht in einer harmonischen Einheit mit uns, wenn er verhalten eingesetzt, oberflächlich oder unruhig ist, auch nicht, wenn er bewusst eingesetzt wird. Erst wenn der Atem ohne die geringste körperliche Anstrengung fließt und das Bewusstsein für den Atem da ist, ohne dass das Atmen unsere geistige Aufmerksamkeit fordert, wird die Einheit spürbar. Dann kann das Atmen eine meditative Tätigkeit und der Atem ein Spiegel des Herzens sein. Wie kann uns der Atem zum Herzen führen?

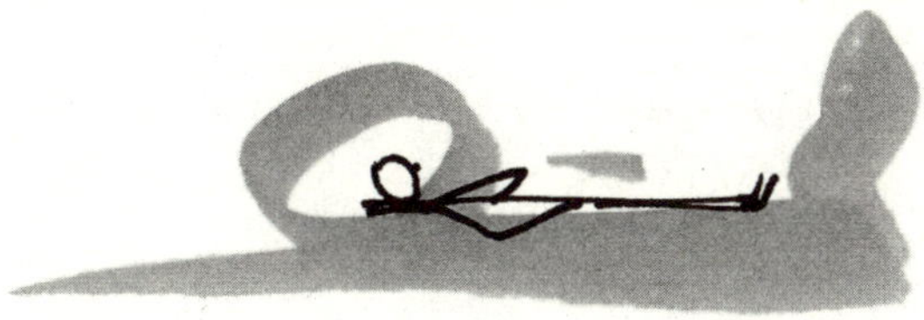

a) Rückenlage, Kopf und Nacken auf einer Decke, Beine ausgestreckt, Hände jeweils auf Bauch und Brustkorb. Halten Sie die Augen am besten geschlossen. Lassen Sie den Atem ruhig durch die Nase fließen. Spüren Sie zunächst das Heben des Brust- und Bauchraumes mit der Einatmung. Atmen Sie sehr langsam aus und lassen Sie dabei den Bauch allmählich sinken, zum Ende der Ausatmung lassen Sie auch den Brustraum sinken. Spüren Sie die Stille und visualisieren Sie dann den Beginn der Einatmung, bevor Sie die Luft langsam hinein-strömen lassen. Dabei lassen Sie den Brust- und Bauchraum sich heben. Spüren Sie die Atemfülle. Dann visualisieren Sie den Beginn der Ausatmung, bevor Sie die Luft wieder langsam hinausströmen lassen.
Wiederholen Sie 10-mal.

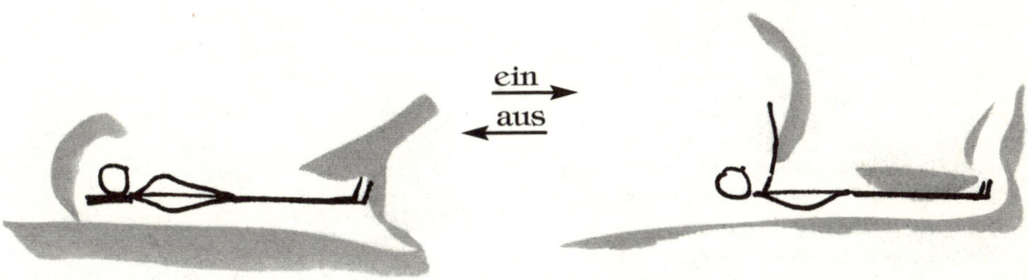

b) In Rückenlage mit ausgestreckten Beinen und Händen auf dem Bauch liegend, spüren Sie den Atem. Atmen Sie 5 Sekunden lang ein, während Sie entsprechend langsam einen Arm senkrecht heben. Warten Sie eine Sekunde, nachdem Sie eingeatmet haben.
Dann atmen Sie 5 Sekunden lang aus, während Sie den Arm wieder herunter auf den Bauch senken. Warten Sie danach eine Sekunde. Wiederholen Sie den Ablauf etwa 5-mal mit jedem Arm abwechselnd. Nehmen Sie stets nur so viel Luft bei der Einatmung ein, wie sie auch während der Ausatmungsphase ruhig und gleichmäßig hinausströmen lassen können.
Wiederholen Sie 10-mal.

c) Setzen Sie sich mit aufgerichtetem Rücken auf einen Stuhl. Die Atemphasen sollen nun kleiner werden, ohne dass dabei der ruhige Rhythmus der Atmung verloren geht. Heben Sie die Arme seitlich ein wenig, während Sie einatmen, und senken Sie sie, während Sie ausatmen in folgender Weise: Spüren Sie den Beginn der Einatmung, atmen Sie 4 Sekunden lang ein und heben Sie dabei die Arme. Lassen Sie sich am Ende des Einatmens eine Sekunde Zeit. Dann spüren Sie den Beginn der Ausatmung. Atmen Sie 4 Sekunden lang aus und senken Sie dabei die Arme und warten Sie eine Sekunde, bevor Sie den Ablauf wiederholen. *10-mal.*

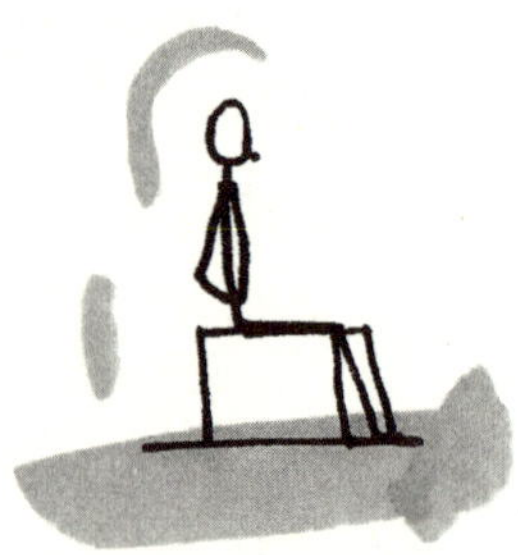

d) Lassen Sie die beiden Hände bequem am unteren Teil des Brustkorbs, so dass Sie mit den Fingerspitzen die Gegend um den Bauchnabel spüren. Atmen Sie in dieser Position, und halten Sie dabei Ihren Rücken aufgerichtet. Spüren Sie den Beginn der Einatmung, atmen Sie 3 Sekunden lang ein. Lassen Sie sich dann eine Sekunde lang Zeit. Spüren Sie dann den Beginn der Ausatmung, atmen Sie 3 Sekunden lang aus, warten Sie eine Sekunde lang, bevor Sie den Ablauf wiederholen. *Wiederholen Sie diese Übung 10-mal.*

e) Legen Sie beide Hände sanft auf den Brustkorb, dass Sie mit den Fingerspitzen die Gegend unmittelbar unterhalb des Brustbeines spüren – die Körpergegend, welche im Yoga als Herzbereich bezeichnet wird. Lassen Sie die Luft 2 Sekunden lang hineinfließen, warten Sie eine Sekunde lang, dann lassen Sie die Luft 2 Sekunden lang hinausfließen, und warten Sie dann ebenfalls eine Sekunde lang. Atmen Sie eine Weile auf diese Weise. Dann legen Sie die Hände locker in Ihren Schoß. Lassen Sie Ihre Atmung weiterhin fließen, während Sie entspannt sitzen. Bleiben Sie Betrachter des Atemgeschehens.

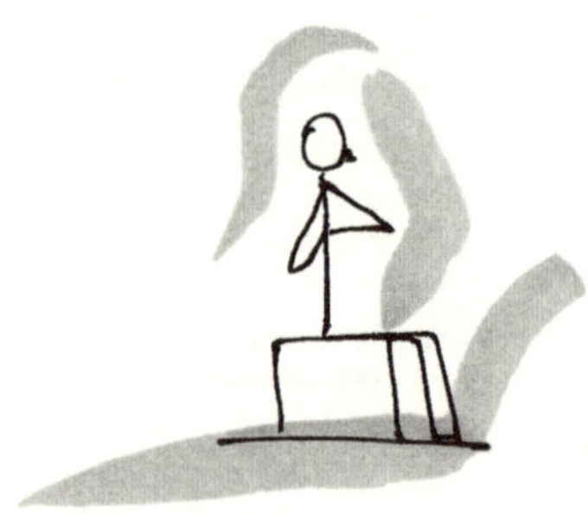

Siebtes Kapitel

Alles Hingeben – Ganzheitliches Fühlen

»Einheit entsteht durch die Hingabe an Ishvara.« Yoga Sutra I. 23

Hingabe ist die vollkommene Verbindung von zwei vorher getrennten Dingen. Sie verschmelzen ineinander und erschaffen eine neue Einheit. Wenn der oder die Hingebende sich in eine Kraft versenkt, die für ihn oder sie eine göttliche Offenbarung ist, wird diese Liebe zu Bhakti – »sich dem Vollkommenen weihen«.

Bhakti bezeichnet die Liebe zum Göttlichen. Sie kann sich einem *Bhakta*, einem, der das Göttliche fortwährend sucht und damit die Hingabe beständig übt, in allem und zu jeder Zeit offenbaren. In einem alten tamilischen Gedicht eines Bhakta heißt es: »Ich ging in eine fremde Stadt, und als ich um die Ecke gebogen war, kam mir ein Elefant entgegen, und ich sah Gott.« Das heißt Ishvara, in dessen Allumfassendheit jedes Ding einbezogen ist, kann sich dem Bhakta in jedem Objekt offenbaren. Der Zeitpunkt dieser Offenbarung lässt sich nicht durch den menschlichen Willen beeinflussen. Es ist eine Gnade, wenn der Bhakta das ihn unmittelbar Umgebende als Teil des Göttlichen wahrnimmt.

Es geschieht also, dass wir, wenn wir in einem Objekt das Göttliche wahrnehmen, uns diesem weihen, hingeben und Bhakti erfahren. Wir weihen uns der unbeschreibbaren göttlichen Kraft, dem Unaussprechbaren, Unsichtbaren und Wunderbaren in solcher Intensität, dass wir es als mein Geliebter, mein Freund, meine Mutter (mein Vater) und mein Herr (Idol) oder mein Kind ansprechen, um mit ihm in Verbindung zu kommen. Die Bhaktas sehen sich als Liebende, die sich nach dem göttlichen Geliebten sehnen, als in Freundschaft mit Gott Verbundene, sie sehen sich als Gottes Kind (Jesus sah sich als Gottes Sohn, er war ein Bhakta) oder als einen in Gottes Welt Dienenden. Die Yogis, die indischen Tänzer, Sänger und

Bildhauer sind Bhaktas. Im Dienen sehen sie sich verbunden mit der Allwissenheit. Sie dienen mit ihrem Körper, ihrer Stimme, ihrer Kunst oder ihrer Selbstlosigkeit in der Aufgabe. Dann gibt es noch eine andere Art der Beziehung eines Bhakta, nämlich die zu einem anderen Menschen, den er als Vermittler zu Gott begreift. Das ist der Guru. Er kann mit einem Bodhisattva des Buddha, einem Jünger Jesu oder mit den Propheten der vielen Religionen und Kulturen verglichen werden. In der indischen Tanzkunst ist der Guru weiblich und heißt *Sakhi* (Freundin); sie ist die Beraterin, Botin und Vermittlerin zwischen dem Göttlichen und dem liebenden Menschen. Die Sakhi kennt die Wege zur Vereinigung und weist den Liebenden den Weg zur Hingabe.

> *»Die geistige Verschmelzung mit der Vorstellung von Ishvara, verbunden mit dem meditativen Besinnen auf Pranava (das Wort, das Ishvara symbolisiert) führt zur Hingabe.«* Yoga Sutra I. 28

Das Wundervolle schauen zu können setzt voraus, dass wir daran glauben und darauf vertrauen, dass wir uns mit ihm verbinden können. Doch einzig der Glaube daran ist nicht genug. Ohne dass unsere ganze Liebesfähigkeit im Gebet an Ishvara eingeschlossen ist, wird sich uns das Allwissende jenseits von Bildern nicht offenbaren und uns vom Trugbild des Avidya – der Ignoranz und Einbildung – nicht befreien. Deshalb werden wir es zuerst als geistige Vision erschauen oder in einem Objekt unserer Liebe erkennen müssen, um die Hingabe in uns zu wecken.

> *»Nur im Zustand der Einheit wächst die Fähigkeit, das vordergründige, meinende Selbst (Citta) völlig zu erneuern.«* Yoga Sutra IV. 4

Gott als das Schönste kann sich in einer Blume offenbaren und das Geheimnis des Blühens begreiflich machen. Er kann sich in einem Tier zu erkennen geben, worauf ein Bhakta, der sich lebenslang der Pflege der Tiere hingibt, die Sprache der Tiere verstehen wird. Zum Bergsteiger kann das Göttliche in der Bergwelt sprechen. Beschäftigt sich ein Mensch sein ganzes Leben lang mit einem Text, weil er darin die vollkommene Weisheit vermutet, wird er von dessen Inhalt ergriffen werden und selbst die vollkommene Weisheit erlangen. Widmet sich ein Bhakta einem anderen Menschen, dessen Wirken und Taten er als wundervoll betrachtet, wird

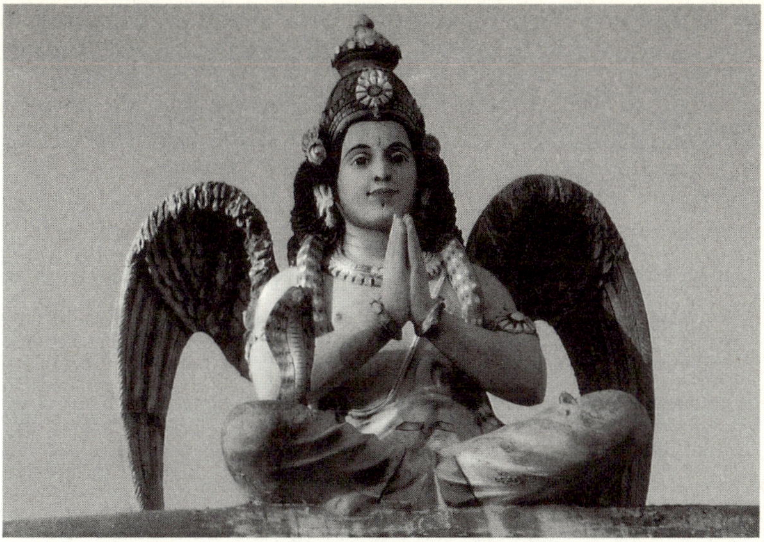

Das Göttliche kann sich in jeder Form offenbaren

die Hingabe im Geistigen stattfinden und die Energie eines Meisters kann sich auf den sich hingebenden Schüler übertragen. Sieht ein Mann in einer Frau die Vollkommenheit, die ihn anzieht und die er verehrungswürdig findet, dann möchte er in ihr aufgehen, sie mit allen Sinnen, Gefühlen und Gedanken lieben. Weil sie ihm als Göttin erscheint, möchte er durch seine Verehrung und dem ihr Dienen die Würde erlangen, um dann mit der Göttlichen zu verschmelzen und sich selbst zum Göttlichen zu wandeln. Ahnt eine Frau in einem Mann das Vollkommene, das sie anzieht, dann erkennt sie in ihm den König in ihrem Hof, ist getragen von einem tiefen Vertrauen zu ihm und bereit für die wahre Liebe. So wird sie zur eigenen Königlichkeit erhoben.

> *»Erkenne Gott zuerst in der Mutter, dann im Vater, dann im Lehrer und dann in allen Menschen.«* Taittiriya Upanishad I. 19

Wie der Samen braucht auch die Hingabe den richtigen Nährboden, um aufzugehen. Wir müssen herausfinden, auf welchem Fundament sich unsere Hingabe am besten aufbaut, weil wir in vielen verschiedenen Beziehungen leben. Welche Art von Hingabe kann entstehen in Verbindung mit welchen Aufgaben?

Bei der Hingabe an einen anderen Menschen in einer tief bejahten Beziehung können wir den anderen in seiner Göttlichkeit wahrnehmen. Dies ist eine Auffassung, die in Indien weit verbreitet und anerkannt ist. In diesem Sinn wird der Beziehung als solcher ein wichtiger Stellenwert beigemessen. Das ist eine Grundlage für jede Form des Tantra-Yoga.

Natya Shastra spricht von neun zwischenmenschlichen Beziehungen. Sie zu begreifen und zu leben und in ihnen die ihnen jeweils eigene Bedürfnissen zu erfüllen heißt, in eine Vollendetheit zu treten, durch die wir auch mit Ishvara in Verbindung kommen können. Die einmalige Beziehung Mensch–Gott findet ihren Ausdruck in diesen neun unterschiedlichen Beziehungen:

Mensch	*Gott*
1. Liebende(r)	Geliebte(r)
2. Kind	Eltern
3. Eltern	Kind
4. Diener	Herr
5. Herr	Diener
6. Freund	Freund (oder Freundin zu Freundin)
Dazu gibt es die besondere, vermittelnde Beziehung	
7. Schüler	Lehrer
8. Lehrer	Schüler
und als in Verbundenheit lebend, ein Götterpaar auf Erden repräsentierend	
9. Ehemann	Ehefrau (oder Ehefrau zu Ehemann)

Mischbeziehungen, in denen wir beispielsweise halb Lehrer, halb Freund sind, fördern laut den alten Texten nicht die vollkommene Hingabe. Auch gibt es einen Unterschied zwischen Liebenden und Ehepaaren. Liebende sind von Sehnsucht erfüllt, sich im anderen aufzulösen, während sich die Liebe eines Paares auf einem tiefen Vertrauen aufgebaut hat und aus dem gegenseitigen Verständnis besteht.

> *»Die Verhaltensregeln für die Beziehung eines Menschen zu einem anderen Menschen (Yama) hängen mit der Art der Beziehung, dem Ort, dem Zeitpunkt und der Situation zusammen.«* Yoga Sutra II. 31

Hingabe besteht als Aufgabe. Sie ist einerseits ein Verzicht im Sinne von Aufgeben und andererseits das Erfüllen einer verpflichtenden Aufgabe, die uns auferlegt wird. Es gehört zum aktiven Teil der Liebe, dass wir die angemessene Form der Liebe für die entsprechende Beziehung finden und auch erkennen, welchen Platz diese Beziehung innerhalb der gesamten Gesellschaft hat. Der passive Teil besteht darin, dass wir von unserer egoistischen Selbstliebe loslassen, um sie als Liebe unserem Gegenüber zu schenken. Das ist der fruchtbare Grund für die Hingabe.

Wenn wir uns im aktiven Teil des Liebens befinden, können wir das Fühlen und Denken noch lenken. Das heißt, dass wir eine gewisse Kontrolle darüber haben, wen wir lieben, zu welchem Zeitpunkt die Liebe stattfinden kann und mit welcher Intensität wir die Liebe geben. Haben wir die Beziehung zu jemandem erkannt und die Liebe eingeordnet, so können wir zum passiven Teil der Hingabe gelangen. Hier können wir loslassen und den Gefühlen ihre Macht geben. Wenn wir die Beziehung von Grund auf verstanden und bejaht haben, können wir uns von der Selbstkontrolle lösen. Dann wird die Hingabe in jeder Beziehung zu der Kraft, die unsere Selbstsucht auflöst. Gedanken und Gefühle werden nicht mehr vom Selbst kontrolliert, sondern stehen im Dienst der Hingabe. Wir dienen dem anderen, geben uns ihm hin, gehen in ihm auf, je nach Art der Beziehung, in der wir zu ihm stehen.

Es gibt die Hingabe durch Kama, die Hingabe auf dem Weg des Dharma und die Hingabe beim Umgang mit Artha. Letztlich führt die Hingabe immer zu Moksha. Bei Kama mit Hingabe wird der Geliebte Heimat und Zufluchtsort. Er ruft unser grenzenloses Vertrauen in die gütige Kraft des Göttlichen hervor, das wir durch ihn hindurch erfahren dürfen. Hier wird das Menschsein geheiligt. Die anerzogenen Konditionierungen und Konventionen, die sich zu Tabus entwickelt haben, fallen beiseite. Hier sind wir entblößt. Titel, Namen und Rang spielen keine Rolle mehr. Es gibt keine Gedanken mehr, die sagen: »Darf ich …«, »soll ich …«, »bringt es was …«, »gehört sich das …«, »bin ich glücklich?« Die liebende Vereinigung ist gereinigt von *Asmita*, der Selbstbezogenheit, weil wir durch den anderen das Höchste erahnen oder erfahren. Gleichzeitig bedeutet es, nicht verhaftet sein an das, was die Liebe schenkt, wenn wir die eigene Wandlung durch die Verschmelzung wahrnehmen.

Die Hingabe eines Menschen durch Dharma zeigt sich darin, wenn er seine Aufgaben oder seinen vorgezeichneten Weg und die damit verbundenen Herausforderungen jenseits von Asmita sieht. Wie Arjuna von Krishna belehrt wurde, kann der Mensch letztlich die Geschicke nicht nach seinem Willen steuern, sondern er kann nur mitwirken. Ein Mensch, der so handelt, verlangt keine Belohnung für sein Tun, sondern gelangt im Tun zur Einheit mit der Schöpfung.

Die Hingabe eines Menschen durch Artha äußert sich darin, dass er eine größtmögliche Kenntnis über die Dinge erlangen möchte. Seine Liebe zu den Dingen, zum Erlernen von Fähigkeiten oder zum Studium der vielen Künste und Wissenschaften sind der Ausdruck dafür. Er kann Pflanzen oder Tiere studieren, pflegen und lieben oder sich mit Architektur beschäftigen. Er wird dabei nicht abhängig von den Objekten, sondern erkennt sie in ihrer Vergänglichkeit und sieht dahinter den schöpferischen Plan.

Die Hingabe der Gopimädchen

Die Gopimädchen, die jungen Hirtinnen von Brindavan, sind in ihrer Anmut und Schönheit, ihrer Verspieltheit und Freundlichkeit, der wahre Ausdruck des Maitri-Bhavana. Sie sind ein Symbol für das menschliche Herz in seiner Unschuld, das frei von Zwängen ist. Die Gopis lebten einst glücklich in jenem Dorf, in dem auch Krishna seine Jugend verbrachte. An einem heißen Nachmittag gingen sie zum Jamunafluss und legten ihre Kleider ab, um zu baden. Krishna schlich sich verstohlen heran, stahl ihre Kleider, hängte sie in die Bäume und wartete. Die Mädchen kamen aus dem Fluss und entdeckten den Diebstahl. Als sie Krishna mit ihren Kleidern oben im Baum entdeckten, verschränkten sie verschämt die Arme vor ihren Brüsten und baten Krishna, ihnen die Kleider zurückzugeben. Da sprach Krishna: »Wer zu mir kommt und mich bittet, soll sich ganz hingeben und die Arme über dem Kopf zum Gebet falten, denn ich bin der Erhalter der Welt.« So blieb ihnen nichts anderes übrig, als betend zu Krishna zu schreiten und sich völlig nackt zu zeigen. Krishna erfreute sich an dem Anblick der Schönen und gab jedem Mädchen das Kleidungsstück zurück. Die Geschichte und das Bild der sich hingebenden Gopis, die ihr Schamgefühl überwunden hatten, erfreut alle, die diese Szene in getanzten Gedichten oder als Gemälde betrachten.

Die Hingabe will nichts, sie erwartet keine Belohnung. Auch wenn die Gopimädchen nach ihren Hüllen verlangten, so bedeutete ihnen doch die Aufgabe ihrer Scham viel mehr. Es geht nicht darum, das Selbst abzuwerten oder zu verdrängen, denn es ist schließlich nichts Feindliches. Aber solange wir am Selbst festhalten, kann es keine Hingabe geben. Bei Hingabe geben wir uns selbst so, wie wir wirklich sind.

»Das Selbst und das Andere – Oh, gespaltenes Bewusstsein!
Das Selbst und das Andere – einig, in dir, in mir, wenn auch klein,
als Blüte dieses Eine dem Anderen zu Füßen legen,
dann wird im Selbst das Andere leuchtend stehen!«

Thirumandiram 1591, tamilisches Gedicht

Bei Hingabe bringen wir das Edelste von uns dar: unser ungespaltenes Innerstes, das göttlich und menschlich zugleich ist und unverborgen! Erst dann wird die Hülle, jenes nämlich, das wir als Selbst identifiziert haben, unbedeutend.

»Dann kann das innerste, sehende Selbst seine wirkliche Form wahrnehmen.«

Yoga Sutra I. 3

Anregung zum Reflektieren

Manchmal entstehen Gefühlsverwirrungen, weil Gefühle im Konflikt zu mehreren der vier oben genannten Faktoren stehen (die Art der Beziehung, der Ort, der Zeitpunkt und die Situation). Es gibt Gefühle in der Eltern-Kind-Beziehung, die vom Zeitpunkt her völlig unangemessen sind: zum Beispiel, wenn das Kind bereits erwachsen ist oder die Eltern alt sind und ihre Berechtigung, es zu erziehen, lange zurückliegt. Die Gefühle entsprechen manchmal dem Ort nicht: Wenn es bei einem gemeinsamen Ausflug in eine völlig unbekannte Gegend, in der sich alle überfordert fühlen, zu Reibungen kommt. Manchmal ist die Situation ungeeignet: Wenn die Beteiligten erschöpft sind oder sich unwohl fühlen oder mitten in einer anspruchsvollen Beschäftigung sind. Deshalb reflektieren Sie darüber, ob Ihre Gefühlsstimmung mit dem Ort, dem Zeitpunkt oder der vorübergehenden Situation zu tun hat.

Ein anderes Mal entstehen Gefühlsverwirrungen, weil wir verschiedene Beziehungen miteinander verwechseln. Wenn Sie in einer ihrer Beziehungen nicht zufrieden sind, zum Beispiel als Tochter von Ihrem Vater enttäuscht sind, macht es keinen Sinn, diese einmalige Beziehung auf eine andere Beziehung wie der zum Geliebten zu übertragen. Versuchen Sie Klarheit zu erlangen über die Möglichkeiten der Liebe innerhalb der verschiedenen Arten von Beziehungen, die Sie zu Menschen pflegen. Eine tief ausgelebte Liebe, gleich in welcher der neun Arten von Beziehungen, lässt Sie allmählich von Maitri als Bhavana ergriffen werden. Dann wird das unbewusste Verhalten, welches sich auf der Basis vergangener unglücklicher Situationen entwickelt hat, Sie nicht mehr in Beziehungswirren treiben.

Achtes Kapitel

Die acht Gegebenheiten in der Liebe – Astanayika

»Durch die gefühlvolle, fortwährende Verbindung der Gedanken mit dem Vollkommenen wird das Innerste offenbar und alle Hindernisse werden nichtig.«

Yoga Sutra I. 29

Yama, der Todesgott, und Kama, der Gott der Liebe, führten einst einen Wettstreit, um herauszufinden, wer von ihnen beiden der Mächtigere sei. Sie suchten drei Dinge aus, an denen sie ihre Macht erproben wollten. Als Erstes wählten sie einen mächtigen Baum. Yama ließ mit einem furchtbaren Blitz den alten Baum fällen. Schon nach kurzer Zeit aber hatten die starken Wurzeln des Baumes kleine Triebe, aus denen neue Bäume wuchsen und Kama als den stärkeren erscheinen ließen. Als Nächstes suchten sie einen großen Helden aus. Yama nahm das Leben des tapferen Helden, der mit seinen Gegnern in einer blutigen Schlacht kämpfte. »Des Helden Leben ist endgültig beendet«, sagte Yama, während Kama erwiderte: »Warte ab!«

Kurz nach dem Tod des Helden begannen die Menschen, ihm ein Denkmal zu errichten, seinen Mut zu feiern, ihn zu besingen und ihren Neugeborenen seinen Namen zu geben. »So lebt dein Opfer im liebevollen Ansinnen der Menschen fort!«, sagte Kama lächelnd zu Yama. Nun wählten sie für die letzte Runde ihres Wettstreites die Sinne eines Yogis aus, der ernsthaft bemüht war, frei von jeglicher äußerer Ablenkung sich in die tiefste Schicht der Versenkung hineinzubegeben. Yama tötete die Sinne des Yogis. Daraufhin stichelte Kama in Form der Sehnsucht in das Herz des Yogis und belebte seine Sinne. Yama und Kama töteten und erweckten die Sinne des Yogis nacheinander immer wieder aufs Neue. Einmal erstarben seine Sinne, dann aber wandten sie sich wieder der Welt zu. Da ermüdeten die beiden Götter und überließen dem Weisesten des Landes die Entscheidung, wer von ihnen beiden mächtiger sei.

Er sprach: »Kama, Liebe, ist an die Zeit, die vergänglich ist, gebunden. Nur innerhalb der Zeit kann Kama als die stärkere Kraft wirken. Im Gegensatz dazu ist Yama die Zeit selbst! Seine Macht kann nicht durch zeitgebundenes Geschehen bewiesen werden. So wie das Wasser der mächtigen Ganga nicht in einem Krug gefasst werden kann, kann die Unendlichkeit von Yama nicht eingegrenzt werden. Deshalb ist der Tod mächtiger als die Liebe!«

Die Liebe aber gibt nicht auf. Sie will weiterhin den Tod überwinden! Um die Liebe nicht noch einmal verlieren zu lassen, möchte der liebende Mensch sie auf etwas richten, das den Tod überdauern kann. Er möchte eine Beziehung eingehen, die grenzenlos ist. Deshalb wünscht er sich, dass das Objekt seiner Liebe unsterblich ist. In seinen Gedanken kreiert er Namen, mit denen er jenes vollkommene Objekt sich vorstellen kann. Es gleicht dem unvergänglichen Kern in ihm selbst, es ist die unsterbliche Seele, die er lieben möchte, und er nennt sie schließlich Gott. So sind eine Vielzahl von Geschichten entstanden, in denen seine Liebe zum Göttlichen in Metaphern geschildert wird, die die Macht der Liebe loben. Die Mystiker gehen noch einen Schritt weiter. Sie sehen sich als Liebende, deren Liebesobjekt Gott ist. So bekommt die Liebe eine zeitlose Dimension und steht dem Tod mächtig und stark gegenüber. Mit dem Vertrauen in diese Liebe, in der das Objekt nie enttäuschen kann, da es endlose Größe besitzt, ist jeder Zweifel über eine Niederlage der Liebe ausgemerzt, und Bhakti, die reine Hingabe, ist entstanden. Bhakti als die Weihung der Liebe zur geheiligten, heilenden und deshalb tröstenden Macht.

»Die tiefsten Erkenntnisse im Leben entstammen der Fähigkeit zur Hingabe.«
Yoga Sutra II. 45

Wenn wir uns bewusst werden, dass alle Menschen mit dem einen schöpferischen Rund verbunden sind, können wir auch die Erkenntnis gewinnen, dass in jedem Menschen ein unsterblicher, sehender Kern zu Hause ist, der, unberührt vom Tod, die Zeit überdauert. Sich diesem ewigen Kern im anderen mit der ganzen Liebe hingeben zu können findet seine höchste Symbolik in Natya Shastra. Hier wird jeder Mensch, gleich ob Mann oder Frau, als die Liebende gesehen, und der Geliebte ist das unsterbliche Göttliche. Verbunden in Liebe mit Gott wird diese Liebe ewig sein, und wir, als Liebende, finden in uns den unvergänglichen Kern. Es siegt dann die Liebe über den Tod. Indem das einzelne Wesen gelassen und erfüllt in *Purusha*, dem göttlichen Wesen, lebt, sich als Liebende eins mit dem Geliebten fühlt, wird ein solch liebendes Wesen befreit von der Angst vor dem Tod. Im Tanz, in der Musik, in der Dichtung und Poesie Indiens findet sich diese Liebe widergespiegelt. Alles, was in unserem Leben geschieht, beschreibt Natya Shastra anhand der Liebenden. Die Liebende, als *Nayika* (die, die den Menschen zu Gott führt), besingt Gott als den Geliebten und sieht sich in acht verschiedenen Gegebenheiten, die jeweils ein Stadium ihrer Liebe darstellen, widergespiegelt.

Diese acht Gegebenheiten reflektieren die verschiedenen Stadien unseres Daseins und die verschiedenen Tiefen, in die der Übende in der Meditation vordringt:

1. In Vereinigung mit dem Geliebten sein: Der Bewusstseinszustand ist der der vollkommenen Erfülltheit.
2. In freudiger Erwartung auf ihn sein: Im bewussten Vertrauen zu sein, kurz vor der Einheitserfahrung zu stehen.
3. In vorübergehender Trennung von ihm sein: Der Geist nimmt die Dualität, in der wir gefangen sind, schmerzhaft wahr.
4. Im Zustand des Zwists mit dem Geliebten sein: Hier steht das Ego im Weg, den Geliebten anzunehmen; das eigene Selbst stellt sich gegen die Wirklichkeit.
5. Sich über den treulosen Geliebten beklagen: Ein Gemütszustand, in dem der Mensch sich von der Wirklichkeit ungerecht behandelt fühlt.
6. Voller Reue sein über die Abfuhr, die man dem Geliebten erteilt hat: Hier zeigt der Geist die Bereitschaft, umzudenken.
7. Im Erkenntniszustand der langanhaltenden Trennung zu sein, weil der Geliebte weit fort in einem anderen Land weilt: Dies ist der Zustand der Askese. Es herrscht doch ein Vertrauen in den Geliebten, auch wenn wir uns getrennt von ihm glauben.
8. Dem Geliebten bedingungslos vertrauen, annehmen und furchtlos folgen: Dies ist ein hoher geistiger Zustand der Selbstvergessenheit, der Auslöschung jeder Selbstbezogenheit.

Diese acht Gegebenheiten spiegeln gleichzeitig die Schritte der Bewusstwerdung des Geistes wider. Wenn wir geboren werden, sind wir vollkommen und noch in Einheit. Dann beginnen wir, uns mit dem Leben zu verbinden, und es entsteht die Erwartung. Nur allmählich, vielleicht durch besondere Erlebnisse, werden wir uns der Trennung von der Vollkommenheit bewusst. Dann beginnen wir zunächst mit dem Schelten, wir beklagen uns und geraten dadurch in einen Zustand der Unzufriedenheit. Doch geht es weiter, wir werden einsichtig gestimmt und sind bereit, auf die Einheit zuzugehen. Wir werden stark, um anzunehmen, dass wir von jenem Paradies getrennt sind, es aber in uns tragen und wieder dahingelangen können. So kommen wir in die letzte Gegebenheit, wir verfolgen bedingungslos den Weg zurück in die Einheit. Wir kennen die Vollkommenheit, erinnern uns an sie und tragen sie in uns. Sie gibt uns die Kraft, jeden äußeren Wiederstand zu überwinden, um dort wieder hinzukommen.

»Mit dem Thema Liebe verbunden sein schenkt unerschöpfliche Liebesfähigkeit.« Yoga Sutra III. 23

Das Tantra des Yoga besteht aus einer Einheit, die das Fühlen völlig einbezieht. Letztlich ist alles Denken gefühlt, und die innerste Verbindung nur fühlbar. Allein der Weg des Herzens kann die Erfülltheit herbeiführen, das selige Glück ist Vorbote vollkommener Erkenntnis.

Um die Welt in ihrer Geometrie und Ordnung, ja, in ihrer abstrakten Daseinsform als reine Mathematik zu verstehen und gerade im Abstrakten das beseelte, allumfassende Göttliche zu begreifen, bedarf es der Metaphern und der Umschreibung. Deshalb spielen in Indien die Künste eine große Rolle für den Weg der Meditation. Die Umschreibungen und die Metaphern der Künste helfen uns, die göttliche Kraft in einer materiellen Form wahrzunehmen. Sie kann sich, durch die Worte eines Dichters beschrieben, in einer Blume offenbaren, in einem Tier durch unsere Fürsorge ihm gegenüber oder in einem Liebhaber durch unsere Hingabe zu ihm, in einem Freund durch unser Gefühl der Treue, im Kind durch seine Anhänglichkeit und sein Vertrauen in seine Eltern. Ob in Mutter, Vater, Sohn, Herrn oder Diener, immer geht es um das Vertrauen in das Göttliche und in die Liebe als die Mutter der Schöpfung.

I. Die Erfüllte

Radha und Krishna sind in völliger Seligkeit vereint. In diesem Zustand ist Radha, ein menschliches Wesen, zur Göttin geworden und Krishna, der Göttliche, unterwirft sich ihr vollkommen. Gefesselt von ihrer Lust und ihren Reizen weicht Krishna keinen Augenblick von ihrer Seite. Er preist ihre Schönheit in Dichtungen und Liedern. Sie ist ohne Angst und ruht ganz in seiner Vollkommenheit, ist über jeden Zweifel erhaben. Alles um sie in der Natur ist ebenso in großer Erfülltheit. Radha genießt die kühle Sandelholzpaste, die Krishna auf ihre Brüste streicht, und sieht beseelt auf die Schönheit der Gärten beim Vollmond. Die Landschaft, die sie umgibt, ist die Stille der Berge.

»O Krishna, leg mir das silberne Band mit den Edelsteinen um die Nacktheit meiner Hüften …«

> *»Wenn der vom Gedächtnis gereinigte Geist ganz im Jetzt weilt, scheint das meinende Selbst verschwunden zu sein, und die vollkommene Erkenntnis (Samadhi) tritt ein.«* Yoga Sutra I. 43

Wenn sich der Meditierende mit der gleichen Gefühlsintensität wie der von Radha und Krishna, dem liebenden Paar, mit seinem Thema verbunden hat, ist der Zustand der Erfülltheit in der Meditation, Samadhi, entstanden. So wie Radha ganz in Krishna aufgegangen ist, offenbart sich dem Meditierenden die Einheit aller Dinge in Stille. Hier ist alles zu einem Höhepunkt gekommen, die Wahrnehmung nimmt nichts anderes mehr auf als die Vollkommenheit. Gefühle und Gedanken schweigen.

> *»Vervollkommnung in der Meditation offenbart das gesamte Wissen über das Sein.«* Yoga Sutra III. 5

Anregung für die Meditation

Entspannen Sie Ihren Körper und lassen Sie den Atem ruhig werden durch entsprechende Übungen (wie in Kapitel 6 beschrieben). Sie ermöglichen, dass die Gedanken still werden. Dann weilen Sie im Bewusstsein »Nicht mal das Geringste tue ich«. Das hilft, alle willkürlichen Aktivitäten des Körpers, des Atems und des Geistes zu lösen, still zu sitzen und die Meditation zu beginnen.

II. Die Wartende

Radha wartet zuversichtlich auf die Rückkehr Krishnas. Sie verschönert festlich das Lager für die bevorstehende Vereinigung und bereitet herrliche Speisen vor, schmückt sich selbst und sinnt mit Freude über ihren Geliebten nach. Ihr Bewusstsein ist bei allen Tätigkeiten mit seiner baldigen Ankunft verbunden. Sie ist in froher, erwartungsvoller Stimmung und befindet sich in der festen Gewissheit, dass er zu Sonnenuntergang bei ihr sein wird. Die Landschaft, die sie umgibt, sind Laubwälder.

»Oh Krishna, jedes Geräusch, das sie hört, selbst im Blatt, das fällt, spürt sie schon dein Herannahen ...«, sagt die Sakhi, die Freundin der Radha.

> *»Die intensive Schulung der Fähigkeit, das Fühlen und Denken auszurichten, führt langfristig zur Selbsterkenntnis.«* Yoga Sutra I. 47

Genau wie Radha, die all ihre Gefühle und Gedanken gebündelt auf die bevorstehende Zusammenkunft mit ihrem geliebten Krishna richtet, so sind in der Meditation alle Gefühle und Gedanken gebündelt auf das Ziel ausgerichtet. Die Konzentration ist vollkommen, und Dhyanam beginnt. Mit dem Vertrauen, in die Versenkung zu gelangen, verbreitet sich der Zustand der Ruhe und verringert alle störenden Einflüsse. Zwar wechseln sich Geduld und Ungeduld noch ständig ab – wie bei der verliebt wartenden Radha –, doch triumphiert bei fortdauernder Meditation jene Gewissheit, dass das Unabwendbare geschehen wird.

Unsere tröstenden Worte an einen leidenden Freund werden nicht wirken, wenn sie nicht mit dem vertrauensvollen Gefühl, dass die Veränderung eintreten wird, angefüllt sind. Es reicht nicht, sich auf das Erwartete nur gedanklich zu konzentrieren – erst durch die Liebe und die Begeisterung wird die Konzentration zu Dhyanam, zu wahrer Meditation.

> *»Am Anfang der Entwicklung in der Meditation gelangen Fühlen und Denken zur Einheit, werden aber immer wieder zerstreut. Durch wiederholtes Üben wird der meditative Zustand stabil.«* Yoga Sutra III. 9 und 10

Anregung für die Meditation

In Anbetracht der endlosen alltäglichen Aktivitäten der Menschen, die aus Zwang oder als Zeitvertreib, aus Bedürfnis oder als Spaß ausgeführt werden, ist es ein Segen, wenn wir uns Zeit nehmen für etwas, das uns im Augenblick erfüllt, ohne dass es uns irgendetwas geben muss. Vertrauen Sie in das Wunder der Stille, und öffnen Sie sich für die Stille. Je intensiver Sie von der Kostbarkeit der Stille überzeugt sind, desto mehr werden Sie vertrauen können, dass sie eintritt. Dann können Sie in der Meditation verweilen, ohne Erwartungen an sie zu stellen. Sie finden ihre Erfüllung nicht im Ergebnis der Meditation, sondern im Meditieren selbst.

III. Die Getrennte

Krishna ist nicht gekommen, obwohl der Mond längst aufgegangen ist. Radha beginnt nachzudenken. Sie spürt den Schmerz der Trennung und kann sich an nichts recht erfreuen. Sie nimmt keine Speisen zu sich, verabscheut die Düfte der Blüten, sinkt auf ihr Lager und sinnt über Krishna nach. Sie bildet sich ein, dass er sie nicht mehr liebt und mit einer anderen zusammen ist. Sie seufzt. Ihre Gefühle und Gedanken beschäftigen sich nur mit ihm, aber es ist leidvoll. Die Landschaft, in die sich dieses schmerzliche Stadium hineinfügt, ist der Meeresstrand.

»Oh Krishna, die kühlen Strahlen des Mondes sind für Radha nichts als ein brennender Schmerz …«

> *»Der Zustand der Erkenntnis kann jederzeit durch Erinnerungen und tief sitzende Veranlagungen gestört werden.«* Yoga Sutra IV. 27

Die menschliche Seele ist meistens nicht im Zustand der Einheitserfahrung, sondern gespalten und im Bewusstsein einer Trennung. Der Trennungsschmerz ist ein alltägliches bekanntes Gefühl, das durch das Getrenntsein von einem gewünschten Objekt, einem geliebten Menschen oder einem Ziel hervorgerufen wird. Diesen leidvollen Grundzustand zu erkennen, indem wir die Gespaltenheit in uns selbst, die das Vergängliche vom Unvergänglichen trennt, sehen und dies letztlich überwinden wollen, auch wenn wir es nur als die Trennung vom Geliebten wahrnehmen, ist der erste Schritt zur Einswerdung. Die Trennung kann auch der Auslöser sein, der die Liebe wachsen und sie sich so ins Unermessliche steigern lässt, dass sie die Trennung überwindet. Die Trennung kann auch eine Prüfung dafür sein, ob die Liebe fortdauert, ob sie wirklich wahre Liebe ist oder nur Verblendung und Verzauberung. Es ist die Qual, von Krishna getrennt zu sein, die Radha letztlich hilft, in eine innere Versenkung zu gelangen. Es ist das ständige Nachsinnen über ein Objekt oder Thema, das uns deshalb anzieht, weil wir noch getrennt von ihm sind, das uns bei der Meditation bleiben lässt. Wenn wir schon mit dem Göttlichen verbunden wären, also nicht von ihm getrennt, wären wir erleuchtet und die Meditation wäre der Zustand von Samadhi – höchster Erleuchtung. Da wir dort noch nicht angekommen sind, brauchen wir die leidvolle Erkenntnis der Trennung, denn sie bündelt unsere Gefühle und Gedanken, löst andere, nicht dazugehörende Empfindungen, die vom Ziel der Vereinigung wegführen, und stimmt den Geist und das Herz auf die Meditation ein.

»Die Erinnerung an tief sitzende störende Veranlagungen lässt sich nur durch Meditation unterbinden.« Yoga Sutra IV. 28

Anregung für die Meditation

Atem und Geist sind eine Einheit – wohin der Atem geht, dahin geht auch der Geist. Auch der Atem folgt dem Geist auf seinen Bahnen. Weilen Sie so, dass alle willkürlichen Aktivitäten ihr Ende finden können. Wenn die Wellen des Atems keinerlei Forderung an den Körper stellen und die Atembewegung lediglich Lebenszeichen ist, findet der meditative Geist sein Zuhause. Haben Sie den Atem für die Stille gewonnen, ist er Ihnen ein zuverlässiger Lehrer und Vermittler für die Meditation. Der Geist, der seinen gleichmäßigen Bewegungen folgt, wird eins mit deren Harmonie.

IV. Die Scheltende

Radha wartet die ganze Nacht, während sie ihren Blick unablässig auf die Tür gerichtet hält, durch die Krishna kommen muss. Sie wird ungeduldig, ist gekränkt und verzweifelt, da sie kein Anzeichen für seine Rückkehr bemerkt. Als er im Morgengrauen endlich kommt und sich auf seinen Wangen Spuren der Liebesvereinigung mit einer anderen finden, beschimpft Radha ihn als treulosen Gesellen und weist ihm die Tür. Dieses Stadium der Eifersucht und Verwirrung ist in den Landschaften der Zivilisation, den Städten, angesiedelt.

»Oh Krishna, gab es zu viel Mondlicht, dass du dich hierher verirrt hast, das Haus von jener Schönen, deren Kussspuren noch auf deinen Lippen liegen, ist nicht in dieser Gasse. Geh schon, geh zu der, die scheinbar dein Verlangen stillen kann.«

> *»Fühlen und Denken regen den unsterblichen Wesenskern zur Wahrnehmung und die Objekte zum Wahrgenommenwerden an.«* Yoga Sutra IV. 23

Nichts auf dieser Welt ist von Dauer, da sich alles ständig wandelt. Nichts ändert sich wirklich in dieser Welt, denn alles, was neu erscheint, ist nur eine wiederholte Gruppierung alter Gegebenheiten. Nehmen wir diese Tatsache mit ganzem Herzen an, so werden wir gelassen genug, um der Wirklichkeit ins Auge zu schauen. Das ist eine gute Voraussetzung für die Meditation. Wir können darüber klagen, dass wir, entgegen unseren Erwartungen, betrogen wurden, müssen aber der Tatsache, den Geliebten an eine andere Liebende verloren zu haben, ins Auge sehen. Erst dann unterliegen wir nicht mehr der Täuschung, Avidya, und sind auf dem Weg zu Vidya, dem ungetrübten, klaren Wissen. Dann wird unser Fühlen frei von egoistischen Motiven, so dass wir dank unseres Mitempfindens über unsere eigenen Grenzen hinauswachsen und vergeben können. Wenn Radha ihrer Enttäuschung nicht zu viel Bedeutung beimisst, wird sie ihre Klagen durch die klare Erkenntnis aufwiegen, dass sie kein besonderes Anrecht auf die göttliche Liebe hat, und in ihrem Bewusstseinsstand fortschreiten.

> *»Jedes Objekt und jede Begebenheit ist eine Erscheinung, die stets im Wandel ist.«* Yoga Sutra IV. 14

Anregung für die Meditation

Nehmen Sie eine Position ein, in der Ihr Körper sich entspannt aufrichten kann. Beine und Gesäß – in welcher Haltung auch immer (auf dem Stuhl oder auf dem Boden) – stützen den Rumpf wie ein Fundament. Brust, Hals und Kopf bleiben aufrecht. Sitzen Sie frei, ohne sich anzulehnen, oder zunächst an eine Lehne oder Wand angelehnt. Bleiben Sie in dieser Position bemüht, die Aufrichtung beizubehalten, ohne sich dabei zu verkrampfen. Nur dann kann die Stille als körperliche Erfahrung bis in die Fingerspitzen gespürt werden. Sind der Rumpf und die Kopfhaltung aufrecht und der Atemraum im Brust- und Bauchbereich frei, kann der Atem frei fließen. Dies ist ein Ausgangspunkt, von dem aus sich der Geist entspannen kann. Werden Sie unruhig, kann der achtsame Umgang mit dem Atem die Gedanken wieder zur Ruhe bringen. Wenn Sie spüren, dass der Atemfluss stockt, sollten Sie wieder auf Ihre Körperhaltung achten.

V. Die Klagende

Krishna hat sich, nachdem Radha ihn gescholten hatte, davongemacht. Radha bleibt allein zurück, weint und beklagt ihren Zustand. Sie findet keinen Trost und hat an nichts mehr Gefallen. Sie ist voller Verzweiflung und schüttet der Freundin ihr Herz aus, wie sinnlos ihr alles erscheint. Die Landschaft, die diesem Zustand entspricht, ist die Wüste.

»Oh Krishna, dich zu lieben, was für eine verschwendete Müh! Wir haben zusammen als Kinder gespielt, wir gingen verliebt Hand in Hand, und jetzt, oh listiger Versteller, vergisst du mich und umarmst eine andere.«

> *»Der Sinn hinter jeder Tatsache wird in dem Augenblick erfüllt, wo sie vom unsterblichen, sehenden Selbst wahrgenommen wird.«* Yoga Sutra II. 21

Wer in Gefühlsturbulenzen gerät, fängt an, eine höhere Kraft zu suchen, und fragt sich, ob es einen göttlichen Willen gibt, der von irgendwoher alles lenkt. So wie ein Kind sich trostbedürftig an die Mutter wendet, wenn es aus Schmerz weint, so sucht der erwachsene Mensch eine feste Kraft, wenn Gefühle ihn schmerzen Deshalb sind alle Gefühle, mögen sie noch so schmerzhaft sein, ein Weg zur göttlichen Kraft. Wer auf diese Weise das persönliche Leiden mit einem Bewusstsein für die göttliche Kraft verbindet, macht daraus eine meditative Erfahrung. Trotz ihrer leidvollen menschlichen Klagen weiß Radha, dass es ihr um eine göttliche Liebe geht und sie, trotz des Vorgefallenen, Krishna weiter liebt.

> *»Die Neigung, durch Gefühle und Gedanken in Verwicklung zu geraten, endet, wenn der unveränderliche Kern des eigenen Selbst erfasst wird.«* Yoga Sutra IV. 26

Anregung für die Meditation

Der Gleichklang des Atems beruht auf der Grundlage eines langen, gleichmäßigen Atems. Mit minimalem Druck in der Halsgrube kann die aus- und eingehende Luft in einem dünnen, langen Strom durch die Nase bewegt werden. Mehr passiv als aktiv sollte dieser Druck ausgeübt werden, den langsamen Fluss des Atems eher geschehen lassend, als den Atem mit Willenskraft drosselnd! Durch passives, achtsames Verhalten kann am Ende des ausgehenden Hauchs ein ruhiger Übergang zum eingehenden Hauch geschaffen werden und umgekehrt. (Wenn Sie Erregung oder Ermüdung spüren, sollten Sie eine Pause einlegen.) Auf diese Weise können die schmerzhaften Gefühle und Gedanken abgewendet und auf ein gleichmäßiges, ruhiges, inneres Geschehen gelenkt werden.

VI. Die Erwachende

Radha bereut, dass sie Krishna beschimpft und beschuldigt hat. Sie zweifelt ihr eigenes Verhalten an und wartet auf Krishnas Rückkehr. Sie erhofft sich eine Wendung der Dinge und verlässt die Stadt, um in die Landschaft hinauszugehen.

»Oh Krishna, willst du, dass mein erregtes Herz einsam bleibt …«

»Beginnt man zu verstehen, wie die persönliche Sichtweise der Dinge die Wahrnehmung beeinflusst, kommen die mentalen Regungen ins Gleichgewicht.«
Yoga Sutra I. 35

Wenn wir erkennen, dass unsere Erwartungen zu selbstbezogen gewesen sind, und es uns Leid tut, dass wir aus Enttäuschung emotional überreagiert haben, tritt Reue ein. Sie gibt uns die Kraft, einen Fehler zuzugeben. Wenn wir beginnen, die selbstbezogene Sichtweise allmählich abzustreifen, werden wir freier. Denn es ist der »Ich«-Gedanke, der der wahre Stolperstein für jede Kreativität und meditative Stimmung ist. So wird der Sänger durch störende Gedanken an seine Umgebung, Probleme, Bedürfnisse, Stimme, Ziele oder Musik – kurz, an alles, was sich um sein »Ich« dreht – in seinem musikalischen Ausdruck behindert. Dass Meditation entsteht, hängt völlig davon ab, ob der Geist sich vom »Ich« befreit. Hier kann die reuevolle Liebeskraft die Selbstliebe überwinden. Sprechen die Gefühle, während das egoistische Selbst in den Hintergrund tritt, spricht durch sie eine ewige Kraft

»Der Einfluss tief sitzender störender Veranlagungen kommt erst dann zum Erliegen, wenn der unveränderliche Kern des eigenen Selbst fortwährend im Bewusstsein weilt.« Yoga Sutra IV. 30

Anregung für die Meditation

Fließt der Atem gleichmäßig und langsam, so können Sie ihn seinem natürlichen Fluss überlassen. Der Atem, der in uns strömt und das Leben erhält, hat viel mit dem Wind gemeinsam, der den uns umgebenden großen Raum füllt. An der Nasenspitze treffen sich die ein- und ausgehende Luft. Geben Sie sich diesem Bild hin. Mit jedem Atemzug löst sich sanft die Grenze zwischen Außen und Innen, zwischen Individuellem und Allgemeinem auf. Mit diesem Leitbild befreit sich der Geist aus dem Gefängnis des »Ich« hin zur Fähigkeit, zu meditieren.

VII. Die Erkennende

Krishna tanzt im Kreis mit den anderen Mädchen. Jede Tänzerin denkt, er tanze mit ihr am innigsten und liebe nur sie. Radha, die sich außerhalb der Gruppe der Tanzenden gestellt hat, meint, dass er jedes Mädchen liebt und ihr gleichzeitig dabei noch spöttisch zulacht, ihr, die allein und verlassen außerhalb des Kreises steht. Sie spürt den Schmerz, nicht dazuzugehören, doch bewundert sie gleichzeitig den schönen, strahlenden Krishna und ist von ihm als Gott angezogen, der alle Menschen gleichermaßen liebt. Allmählich spürt sie in ihrem Trennungsschmerz ihre Verbundenheit mit ihm. In diesem Stadium ist sie in der Wüste und am Meeresstrand zugleich.

»Oh Krishna, deine Lippen beben und Melodien wie Honig ertönen aus deiner Flöte, innig mit den anderen verbunden lachst du mir zu, rufst mich zum Liebesspiel herbei ...«

> *»Das Erscheinungsbild von jedem Objekt und jeder Begebenheit hängt von den individuellen Gefühlen und Gedanken ab.«* Yoga Sutra IV. 15

Es gibt Trennungen, die unüberwindbar sind wie der Verlust eines Geliebten durch Tod oder durch große räumliche Entfernung. So sind wir getrennt von der Kenntnis über Dinge, die auf unvorhersehbare Weise geschehen und als Unüberwindbares in unser Leben eingreifen. Wir fragen uns, warum es uns geschieht. Wir müssen erkennen, dass in uns alte Neigungen herrschen, und wir müssen das Unüberwindbare als ein längst angelegtes Muster annehmen lernen. Wir geben nicht auf, sondern bekommen Abstand zu den Gefühlswallungen, um zu mehr Reife und Weisheit zu gelangen. Das bildet auch für die Meditation eine wichtige Grundlage. Denn zu meditieren, ohne sich vertrauensvoll eingebunden zu fühlen, ist, wie sich in die Leere zu begeben und der Angst auszuliefern. Nur jemand, der die äußeren Gegebenheiten annehmen kann und tiefes Vertrauen kennt, kann zu meditieren beginnen.

> *»Im Allgemeinen sind unerschütterliches Vertrauen, Bereitschaft zu üben, wiederholtes Erinnern an die eigenen Vorsätze sowie ein tiefes Erahnen des Zieles notwendig, um Einheit zu erfahren.«* Yoga Sutra I. 20

Anregung für die Meditation

Hat unser Vertrauen stark abgenommen und sind wir deshalb voller Ängste, so ist es nicht ratsam zu meditieren: Es wäre uns nicht nur keine Hilfe, sondern unter Umständen sogar gefährlich und könnte in uns neue Ängste heraufbeschwören. Für einen Menschen, der zum Vertrauen findet, ist die Hinwendung zur göttlichen Quelle ein wichtiger erster Schritt für die Meditation. Im religiösen Kontext Indiens ist Beten kein »Bitten« um die Erfüllung von Wünschen, sondern eine Lobpreisung! Hier können Mantras eine sehr wichtige Rolle spielen, ebenso wichtig ist die befugte Person, von der wir das Mantra empfangen. Ein Laut, Wort oder Satz wird dann zum Mantra, wenn es uns hilft, Angst zu überwinden oder uns vor ihr zu schützen. Das konstante Rezitieren – laut oder im Stillen – eines solchen Mantra in ruhiger Gemütsstimmung hält den Geist mit einem Thema verbunden, das sich noch nicht klar offenbart hat. Das Mantra kann kontinuierlich rezitiert werden, solange es den Fluss des Atems und damit die Stimmung des Geistes nicht trübt.

VIII. Die Bedingungslose

Radha gibt schließlich alle Bedenken, alles Misstrauen und alle Vorurteile auf und zieht in die Nacht hinaus. Sie fürchtet sich weder vor dem Gebrüll der wilden Tiere noch vor dem Gerede der anderen. Sie achtet nicht darauf, ob ihre Kleider zerrissen sind oder ihr Schmuck verloren geht. Sie geht ohne Zweifel und Vorbehalte dorthin, wo er zu finden ist, um sich ihm mit ihrer gesamten Liebe hinzugeben. Sie durchwandert alle Landschaften und geht zurück in die Berge.

»Oh Krishna, dorthin, wo du bist, will ich gehen, ertragen die Tiger in der Wildnis und die fremden Sprachen …«

> *»Nur wer nachhaltigen Gleichmut gegenüber jeglichen eigenen besonderen Fähigkeiten wahrt, bleibt wirklich frei.«* Yoga Sutra III. 50

Wahre Liebe bedeutet ebenso wie extreme Wut die Abwesenheit von Furcht. Beide Gefühlszustände haben die Gleichgültigkeit hinter sich gelassen. Im Theater der griechischen Antike war es die Katharsis, die eine Klärung durch reinigende Gefühle herbeiführte. Wut wie Liebe stehen in Verbindung mit Erkenntnissen, die letztlich Gleichmut schaffen. Der scheinbare Widerspruch zwischen Liebe oder Wut auf der einen und Gleichmut auf der anderen Seite wird überwunden, wenn dem Gefühl eine Erkenntnis vorausgegangen ist, zum Beispiel dass die Wut die Ungerechtigkeit oder die Liebe die Trennung überwinden will. Mit dem Gefährt der Gefühle auf ein Thema zuzusteuern bedeutet, unsere uns innewohnenden Fähigkeiten ins Grenzenlose zu steigern, so dass *Siddhis*, übernatürliche Kräfte, wachsen können. Die Kraft der Liebe überwindet die Angst und erlöst von Heuchelei und Arroganz. Wer solch unbeirrbare Liebe wie Radha kennt, verschwendet keinen Gedanken daran, was die anderen sagen, sondern folgt der inneren Stimme unbekümmert durch alle Gefahren hindurch. Ein solcher Mensch ist fortdauernd an eine göttliche Kraft angebunden, der er ohne Selbstsucht folgt. Angezogen zu sein von einem Thema ist die Voraussetzung für die Konzentration. Erst durch die bedingungslose Hingabe und die innige Verbundenheit mit dem Thema können wir uns in der Meditation wirklich entwickeln. Deshalb ist der meditative Zustand ohne religiöse Anbindung schwer zu erreichen.

All unsere Gebete werden keine Bedeutung haben, wenn die Worte nicht mit dem Gefühl der Gewissheit, erhört zu werden, erfüllt sind. Wenn das Vertrauen, dass wir in aller Tiefe erkannt werden, nicht besteht, wird sich die Meditation nicht vertiefen.

»Durchdringt der unveränderliche Kern des eigenen Selbst fortwährend das Bewusstsein, so werden sich Taten nicht mehr aus dem Drang ergeben, irgendetwas bewerkstelligen zu müssen.« Yoga Sutra VI. 32

Anregung für die Meditation

Der Wind als Atem, der durch die Meditation eine offene Tür bekommt und das Außen mit dem Innen verbindet, ist das Sinnbild für die verbindende Kraft, die das All zu einer Einheit fügt. Es ist diese ehrfürchtige Betrachtung seiner Kraft, die dem Übenden Mut geben wird, keinen Halt mehr bei den eigenen »Ich-Bildern« zu suchen. Das Staunen über die kosmische Ordnung und über die eigene Geringfügigkeit in dessen Angesicht verankert die Übung in einem festen Glauben, löst Ängste und setzt Kraft frei.

Neuntes Kapitel

Ardhanarishvara – zweigeteiltes Eines – Die Einheit von Mann und Frau

»Die Neigung, durch Gefühle und Gedanken in Verwicklungen zu geraten, endet, wenn der unveränderliche Kern des eigenen Selbst erfasst wird.«
Yoga Sutra IV. 25

Bei oberflächlicher Betrachtung unterscheiden sich Männer und Frauen in einem wesentlichen Punkt. Sie drücken sich in derselben Sprache anders aus, weil sie scheinbar anders denken und fühlen. Ein weit verbreitetes Vorurteil besagt, dass Männer lieber denken und Frauen lieber fühlen. Frau und Mann geraten in endlose Konflikte miteinander, weil sie sich nicht verstehen oder nicht verständlich miteinander kommunizieren können.

Sind nun Männer und Frauen wirklich so unterschiedlich? Gibt es verschiedene, geschlechtsspezifische Ansätze auf einem spirituellen Weg? Ein Yoga für Männer und ein anderes Yoga für Frauen? Ist Tanz auch für Männer geeignet oder ist er eine weibliche Ausdrucksform? In Mitteleuropa üben viel mehr Frauen als Männer Yoga, während es in Indien mehr eine männliche Domäne war und ist. Der Tanz als Kunstform wird in westlichen Ländern vor allem von Frauen praktiziert, während es in Indien Stilrichtungen gibt, die ausschließlich von Männern getanzt werden. Die Bilder der Asketen Indiens lassen Yoga zunächst als einen männlichen Weg erscheinen, und die Bilder der Tempeltänzerinnen könnten als Beleg dafür angeführt werden, dass Tanz doch in erster Linie ein weiblicher Weg ist. Was ist also die Wahrheit? Welchem Geschlecht sollte was zugeordnet werden?

Shiva, der ewig meditierende Asket, ist Nataraja, der König der Tänzer. Er besiegte einst beim Tanzwettbewerb seine Frau Shakti, indem er sein Bein weit in den Himmel hob. Shakti zog sich aus weiblichem Schamgefühl zurück und begab sich in tiefe Meditation. Durch die Kraft ihres Dhyanam gewann Shakti, die Yogini, Shiva für die Liebe. Shiva und Shakti, beide tanzend und meditierend, lösten den Wettkampf, indem sie ihren Körper als Ardhanarishvara teilten, rechts die männliche Seite und links die weibliche.

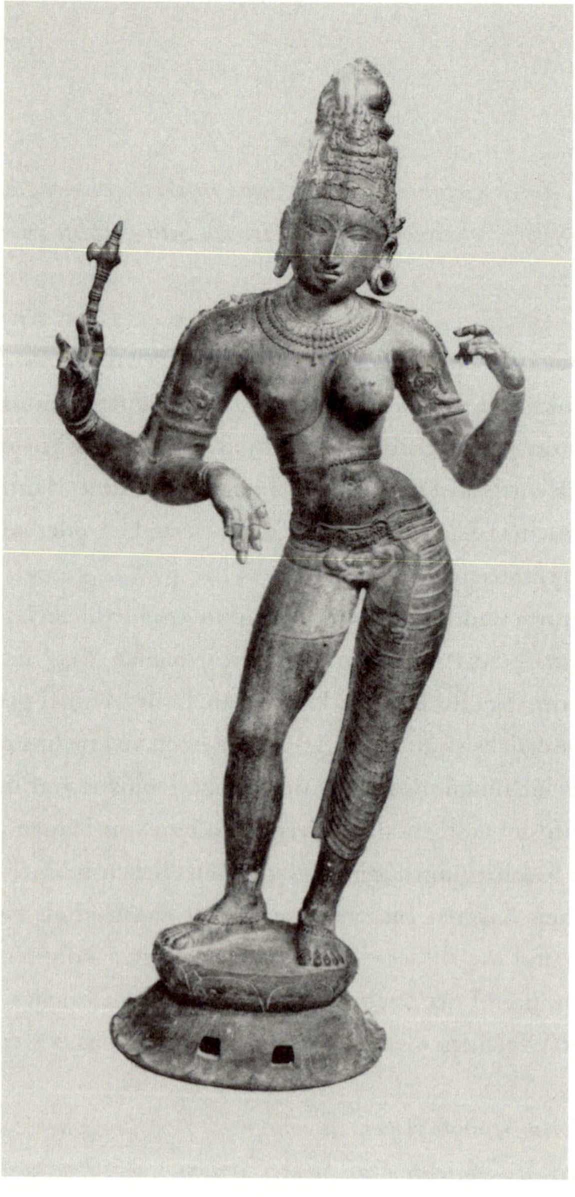

»Meditation gipfelt in der Erfahrung, in der Fühlen und Denken eins mit dem unsterblichen Wesenskern sind.« Yoga Sutra III. 55

Im Denken und Verhalten des Ostens und Westens lassen sich unendlich viele Unterschiede feststellen. Dennoch gelten Weisheiten aus dem Osten genauso für den Westen wie die des Westens für den Osten, weil die vielen Unterschiede nur für unser oberflächliches Handeln Gültigkeit haben. Es mag wahr sein, dass Frauen und Männer unterschiedlich kommunizieren und deshalb unterschiedliche Verhaltensweisen haben. Gelangen wir aber an ihr Wesen, lösen sich diese Unterschiede wie ein Trugbild auf, und es zeigt sich eine Wesensgleichheit zwischen ihnen. Damit erübrigt sich auch die Frage, ob es getrennte Wege bei der jeweiligen geistigen Entwicklung gibt. Es kann aber sein, dass die Schritte, die Frauen und Männer sich auswählen, um an ein Ziel zu gelangen, anders wahrgenommen und gesetzt werden. Wir können sagen – und uns hiermit der Kritik aussetzen, klischeehaft zu sein –, dass Männer sich leichter in Mudita- und Upeksha-Bhavana als Themen versenken, um meditative Zustände zu erreichen, während Frauen durch Maitri- und Karuna-Bhavana in Bild- und Assoziationswelten geraten und mit Hilfe solcher Visionen sich meditativen Zuständen verbunden fühlen.

Obwohl Mann und Frau im Wesenskern identisch sind, bestehen zwischen ihnen eindeutige Unterschiede, weshalb zwischen ihnen eine Anziehungskraft besteht, die den Fortbestand der Schöpfung ermöglicht. Das Bewusstsein für die Dualität in der Einheit oder die Einheit in der Dualität sorgt dafür, dass Klarheit über die Dualität und die verbindenden Friedensgefühle gleichzeitig bestehen. In der Meditation verhält es sich ähnlich. Gefühle und Gedanken bilden die fassbare, vergängliche Einheit für die Einsicht, die in völligem Unterschied zum unsterblichen Wesenskern steht. Allein das Bewusstsein für diesen Unterschied schärft die Ausrichtung des Fühlens und Denkens auf den Wesenskern und führt zur Erfahrung der Einheit und des inneren Friedens. In der Einheit aber lösen sich die Unterschiede auf.

Nur wer fortwährend und über lange Zeit hin die Anbindung an den eigenen unveränderbaren Wesenskern im Bewusstsein trägt, kann die spirituelle Einheit durch die leibliche Vereinigung von Mann und Frau als göttliche Wesen erfahren. Nur so verschmelzen zwei Menschen in der Einheit des göttlichen Körpers, von Purusha und Prakriti, von Himmel und Erde, von Gott und Mensch. In dieser

Einheit fallen alle Identifikationen mit dem Männlichen oder Weiblichen; Mann und Frau sind vereint in einer Seele.

»Tochter der schneebedeckten Berge,
nicht warst du zufrieden, dir seine linke Seite einverleibt zu haben.
Du wolltest auch seine rechte,
und so löste er sich auf in dir,
als eins,
als Shakti.«
von Shankara, aus *Saundaryalahari*, 23

Anregung für die Meditation – unsere andere Hälfte

Suchen Sie sich im Geist ein Objekt Ihrer Liebe. Genießen Sie Ihre Empfindungen für dieses Objekt. Begehren Sie es nicht. Freuen Sie sich über sein Dasein. Haften Sie Ihre Gedanken an dieses Gefühl als Grundlage für alle Ihre Tätigkeiten, ohne Ergebnisse zu wollen. Ihr Tun wird beginnen, Ihnen Spaß zu machen, egal ob Sie abwaschen, kochen oder am Computer arbeiten. Ihre Gedanken sind beim Tun, nicht beim Ergebnis, Sie ordnen sich dem Tun unter, Ihre Gefühle bleiben in der Liebe für Ihr Objekt. Wenn Ihnen kein geeignetes Objekt einfällt, können Sie auch ein Tier oder eine Pflanze auswählen. Die Taoisten haben einen einzigen Baum als Objekt der Liebe, mit dem sie sich in intensivster Weise verbinden. Wenn Sie nicht fündig werden, wählen Sie ein Bild, wie zum Beispiel Krishna. Wenn Sie kein Bild wollen, wählen Sie eine starke unsichtbare und unfassbare Kraft. Wenn Sie einen Menschen wählen, wählen Sie immer den unberührten göttlichen Punkt in ihm, von dem aus Sie sich zur Liebe inspirieren lassen. Es gibt niemals Enttäuschungen in dieser Liebe. Genießen Sie Ihre in Liebe gekleideten Gedanken, sie machen Sie unantastbar für Parasiten wie Neid und Gier, die wie Trübungen im Erfahren der Einheit sind.

Jeden Tag leben wir mit den Ängsten des Älterwerdens und der Mutlosigkeit. Wir fühlen uns von jeder glücklichen Einserfahrung getrennt und fürchten uns vor dem Wandel, der uns noch mehr von der Einheit mit dem Idealen wegführt. Entscheiden wir uns für einen asketischen Lebensstil, können wir leicht in ein übertriebenes Fasten geraten. Und nehmen wir die Dinge zu gelassen, kann uns die Gleichgültigkeit einholen. Hier ist es immer wieder gut, sich die Einheit der Dinge über ein liebendes Gefühl zurückzurufen.

Lassen Sie alle Gefühle zu, aber bleiben Sie der Betrachter, die Betrachterin. Kosten Sie die Gefühle – sie haben alle eine Essenz. Ordnen Sie sich der Betrachtung der Gefühle unter, blicken Sie Ihnen ohne Widerstand, Angst oder Scheu ins Auge. Es gibt kein negatives Gefühl. Die Gefühle sind ewig und bedeutender als Ihr kleines Leben. Sie gehören allen und kommen von weit her aus der Vergangenheit, waren schon da, bevor Sie kamen, und verbinden Sie mit einer Welt, die im Vergleich zu Ihrem begrenzten Sein unermesslich weit ist. Respektieren Sie deshalb die Gefühle. Wer Wut unterdrückt, macht sich etwas vor, wer Liebe nicht zugibt, vereinsamt, wer am Mut scheitert, resigniert, wer Angst nicht wahrhaben will, kann gleichgültig werden, wer Ekel nicht aufnimmt und sich in Ekelhaftes begibt, wird krank.

Es ist wichtig, die Welt draußen als die andere Hälfte von sich zu genießen: den ersten Sonnenstrahl am Morgen, die Regentropfen an verregneten Tagen, die Schönheit anderer Menschen. Verlieben Sie sich ständig, aber begehren Sie nichts. Genießen Sie jeden Biss Ihres Essens, aber gieren Sie nicht danach. Machen Sie sich bewusst, dass Genuss und Gier Feinde sind, die sich gegenseitig zerstören. Wenn Sie anfangen zu genießen, zieht die Gier von dannen. Dienen Sie in diesem Sinne genussvoll der anderen Seite Ihres Selbst, dem Anderen, geben Sie sich dem Anderen ganz hin. Dann ist Ihr schlafendes Bewusstsein geweckt, Ihre Sinne sind aufnahmebereit und Ihr inneres Feuer beginnt zu brennen.

Glossar

Abhinivesha: Die Furcht, die Selbstbezogenheit zu verlieren, wodurch wir nicht mehr dominieren und unser Umfeld kontrollieren.

Ananda: Die Glückseligkeit, die als Zustand hinter allem Fühlen und Denken steht.

Antaraya: Das Zwischenwirkende – neun Eigenschaften, die in jedem von uns verankert sind und unser Gefühlsleben beeinträchtigen.

Artha: Artha ist eins der drei menschlichen Zielen, die materielle Erfüllung. Unsere Beziehung zur Welt der Dinge findet Befriedigung in der Ehrfurcht vor der Materie. Sie zeigt sich im Respekt vor den Dingen, die uns umgeben.

Asmita: Die Selbstbezogenheit, das Verhaftetsein mit der Eigenschau.

Avidya: Die Neigung, Illusion und Wirklichkeit zu verwechseln. Avidya beeinflusst unsere Psyche, betrübt unsere Sinne und führt zu falschen Wahrnehmungen, so dass wir immer wieder Dinge tun, die wir später bereuen. Allerdings gibt uns Yoga die Hoffnung, dass wir durch die leidvollen Erfahrungen immer besser lernen, Wirklichkeit und Illusion auseinander zu halten; so können wir freier werden.

Bhakti: Die Hingabe an das Göttliche. Wenn der oder die Hingebende sich in eine Kraft versenkt, die für ihn oder sie eine göttliche Offenbarung ist, wird diese Liebe zu Bhakti.

Bhava: Die emotionale Empfindung in einem Gefühlszustand. Sie kann ein wesentliches und beständiges Gefühl oder ein vorübergehendes, vom Wesentlichen abhängendes Gefühl sein.

Bhavana: Tief in uns verankerte gefühlsbetonte Bewusstseinszustände, die unser Gemüt so ergreifen, dass wir uns auf etwas, was wir wahrgenommen haben, tief einlassen und uns hingeben, ohne vom Gedanken des Eigennutzes beherrscht zu sein.

Bhoga: Der Kreislauf der Sinnlichkeit, bestehend aus dem Zustand »vor der Vereinigung« und dem Zustand »nach der Vereinigung«.

Citta: Das vordergründige, meinende Selbst, das wir im alltäglichen Sinne als unser »Ich« bezeichnen.

***Dharma*:** Gehört zu den zentralen Begriffen der indischen Philosophie und hat vielfältige Bedeutungen. Sanatana-Dharma oder das ewige Dharma ist der Name der indischen Religion (Hinduismus ist ein Fremdbegriff). Es bezeichnet auch das Bewusstsein für die eigene Aufgabe und Verantwortung, die von der jeweiligen Lebenssituation und Lebensphase abhängig sein kann. Nur wer das eigene Dharma respektiert, befreit sich von Konflikten.

Dhyanam: Die Annäherung an den Zustand, in dem der Meditierende, dessen Gedanken und das Objekt der Meditation eins werden.

Drashta: Das sehende, unvergängliche, tiefe Selbst, das wir auch als Seele bezeichnen.

Dvesha: Die tief sitzende, ablehnende Haltung. Sie bezieht sich auf alles, was wir aus unserer subjektiven Sicht heraus nicht wollen und was wir als schlecht beurteilen.

Kama: Der Liebestrieb oder die erotische Liebe. Kama sucht die Verschmelzung mit dem Objekt der Liebe. Kama ist es, der fast alle Gefühle entstehen lässt. (Nicht zu verwechseln mit *Karma*, die Handlung.)

Karuna: Das mitempfindende Anteilnehmen am Leiden anderer Menschen.

Klesha: Fünf tief sitzende Veranlagungen in uns: Verblendung, Selbstbezogenheit, Verlangen, Abneigung und Furcht, die uns in Probleme verwickeln.

Maitri: Die liebevolle Zugewandtheit allen Lebewesen gegenüber.

Moksha: Die spirituelle Befreiung, mit der all unsere Ziele im Leben verbunden werden sollten.

Mudita: Die Begeisterung für vorbildliche Taten von anderen Menschen.

Natya Shastra: Die Tanzlehrschrift von Bharata, entstanden um das Jahr 0. Zusammen mit dem Kommentar von Abhinavagupta gilt es als ein tantrisches Lehrwerk der Himalaja-Region. Dieses einmalige Werk sieht Tanz als Weg zur Befreiung. Es beschreibt nicht nur alle Tanzschritte detailliert, sondern auch die gesamte Mimik und die Darstellung der Emotionen. In diesem Zusammenhang werden die Entstehung der Emotionen, ihre Rolle in unserer Psyche und der Umgang mit ihnen in Bezug auf Bühne und Leben sehr präzise beschrieben.

Raga: Das Verlangen, dessen Ziel die Anziehung bleibt und folglich nie befriedigt werden kann.

Rasa: Die Essenz eines Gefühlszustands. Wenn wir die Gefühle aus der Position eines Zuschauers betrachten, können wir über sie nachsinnen und sie in ihrer Essenz genießen, ohne von ihnen berührt zu sein.

Samadhi: Der Zustand unseres Geistes, in dem er mit dem Thema der Betrachtung verschmilzt und die Einheitserfahrung bewirkt.

Shakti: Weibliche Gottheit der Auflösung, Sinnbild der Energie.

Shanta: Der Gefühlszustand des Friedens, ihn kennzeichnet die Empfindung der tiefen Gemütsruhe.

Shiva: Männliche Gottheit der Auflösung, dargestellt als der kosmische Tänzer.

Tantra: Die Wissenschaft der Einheit. Letztlich ist jede Wissenschaft ein Tantra, die die Vision der Einheit oder die Ganzheitlichkeit anstrebt.

Upeksha: Die nicht verurteilende Toleranz zu dem von uns Ungewollten.

Yoga Sutra: Wichtigstes schriftliches Grundwerk für Yoga (entstanden im 5. Jh. v. – 2. Jh. u. Z.). Der Verfasser ist Patanjali, einer der bedeutendsten Lehrmeister Indiens. Das *Yoga Sutra* enthält 195 Aphorismen, die das Wesen und die Funktionsweise des menschlichen Geistes beschreiben und Techniken zur Lenkung des Geistes lehren, damit der Zustand der Ruhe und des inneren Friedens erreicht werden kann. Die Sutras (wörtlich: Fäden) bestehen selten aus einem vollständigen Satz; sie sind aber so präzise und bedeutungsvoll im Kontext zusammengeführt, dass sie jeweils zu einem ›Leitfaden‹ werden und zu lebenslanger Kontemplation Anlass geben.

Literatur

Bharata: Natya Shastra mit Kommentar von Abhinavaguta, Übersetzung Dr. K. Krishnamoorthy, Vadodara: Oriental Institute, 2003

Im Land des Sonnenlotos, König Suryakanta, Übersetzung Elisabeth Beck, Stuttgart: Ogham Verlag, 1986

Sri Jayadeva: Gitagovindam, Übersetzung Monika Varma, Calcutta: Writers Workshop Publication 1984

Patanjali: Yogasutra, Zusammenfassung, Wort-zu-Wort Übersetzung und Erläuterung, Übersetzung R. Sriram, Beerfelden: Eigenverlag, 2003

Adi Shankara: Saundaryalahari, Übersetzung V. K. Subramanian, Neu Delhi: Motilal Banarsidass, 1996

R. Sriram: Yoga. Neun Schritte in die Freiheit. Ein Weg zu Gesundheit und Selbstbewusstsein, Berlin: Theseus Verlag, 2001

Taittiriya Upanishad; mit Kommentar von Shankara; Übersetzung Swami Gambhirananda, Calcutta: Adviata Ashrama, 1980

Thirumular: Thirumandiram, Übersetzung Dr. Suba Annamalai, Chennai: Indian Cultural Research Centre, 1986